W0205733

HEALTHCARE INSTITUTE

AYURVEDA PRAXISBUCH

Die geheimnisvollen Lehren der uralten indischen Heilkunst
Mit Gesundheit, Kraft und Erkenntnis in ein neues Leben starten
#WE LOVE AYURVEDA

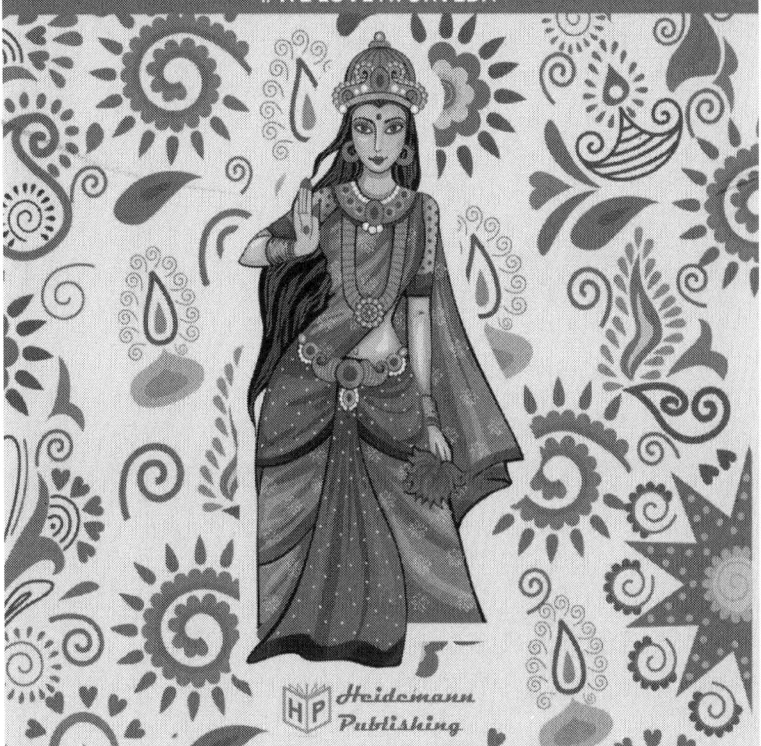

Heidemann Publishing

Originalausgabe
2. Auflage 2019
Copyright © 2019 – Healthcare Institute

Vertreten durch:

Alle Rechte vorbehalten

Covergestaltung: Lauria, [www.fiverr.com]
Coverabbildung: PremiumStock, [de.depositphotos.com]
Abbildungen: Siehe Bildverzeichnis
Lektorat: Cornelia Feyberg
Druck: Poland Sp. Z o.o., Wrocław
Auslieferung: Amazon bzw. eine Tochtergesellschaft
Printed by Amazon Fulfillment

Dieses Werk ist urheberrechtlich geschützt. Nachdrucke, auch auszugsweise, sind verboten. Ohne schriftliche Genehmigung der Autoren, darf kein Teil dieses Werkes in irgendeiner Form verbreitet, vervielfältigt oder reproduziert werden.

Independently published

ISBN der Druckausgabe: 978-1081078812
ASIN eBook: B07VBSYM8G

Inhaltsverzeichnis

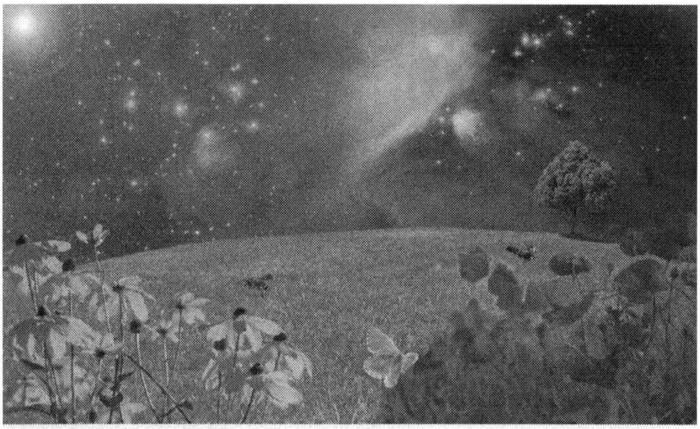

Nr. 37

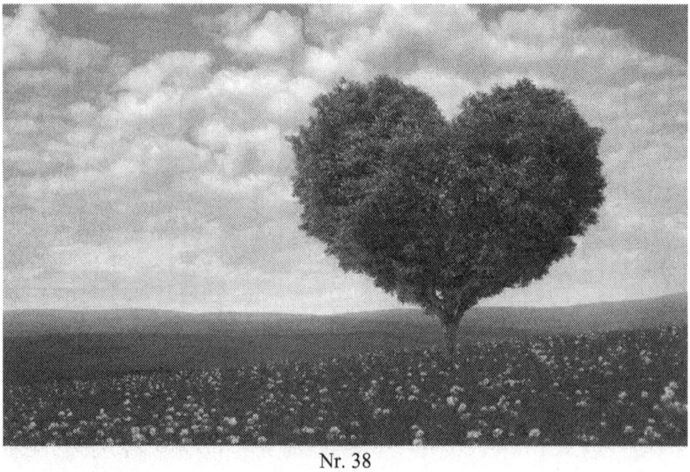

Nr. 38

Ayurveda – das „Wissen vom Leben“

Ayurveda ist in der westlichen Welt angekommen. Zumeist wird es assoziiert mit Wellness, Yoga-Übungen, dampfenden Wohlfühltees oder exotischen Gerichten. Aber was steckt genau dahinter?

Ayurveda in Kurzform zu beschreiben, ist schlichtweg nicht möglich. So umfangreich, wie das Leben sich gestaltet, tut es auch die älteste ganzheitlich ausgerichtete Heilkunst der Welt. Seit 5.000 Jahren wird die traditionelle Medizin Indiens praktiziert. Bei Ayurveda handelt es sich nicht wie in unserer Schulmedizin um symptombezogene Einzelmaßnahmen, sondern um die Gesamtheit des Menschen. Diese faszinierende Lebensart kombiniert Philosophie und Erfahrungen, sowohl im physischen, mentalen als auch im emotionalen und spirituellen Bereich. Im gesamten asiatischen Raum wird die ayurvedische Heilkunst wissenschaftlich bewertet, gelehrt und bestimmt den Alltag der Menschen.

In der alternativen Medizin ist Ayurveda durchaus anerkannt, gilt aber andererseits als wissenschaftlich nicht belegt, was nicht weiter verwundert. Hat diese alte Heilkunst doch völlig andere Ansätze als die uns bekannte Medizin. Sie agiert anpassungsfähig und individuell, betrachtet jeden Patienten als Individuum und nimmt sich Zeit für die gründliche Anamnese. Nach Ansicht der pharma-orientierten Medizin ist dafür weder Zeit noch Raum, möglicherweise auch kein Geld? Das ist allerdings wenig wahrscheinlich, eher fehlt es am guten Willen. Finanzielle Mittel, Technik und Spezialisten dürften in diesem unserem Lande ausreichend vorhanden sein. Individualität, Vielfalt und Flexibilität werden eher spirituellen Praktiken zugeordnet, denn evidenzbasierter Wissenschaft. Die Definition für Wissenschaft lautet:

„Systematisches Vorgehen, mit dem Wissen (nach der Erstellung von Thesen und Theorien) gesammelt, organisiert und wieder weitergegeben wird, wobei dieses Wissen natürlich erst dann als Wissen gilt, wenn es mit wiederholbaren Wirkungen belegt werden konnte und somit jederzeit nachprüfbar ist."

Gesammeltes, weitergegebenes Wissen und Heilmethoden, die ohne schädliche Nebenwirkungen auskommen, gibt es in der Volksmedizin und allen naturheilkundlichen Therapien reichlich. Da sehen wir schon mal den ersten Trugschluss, dem die Schulmedizin unterliegt.

Was hier vonnöten wäre, ist ein neuer „Semmelweis-Effekt". Dieser Begriff sagt Ihnen nichts? Da sind Sie nicht allein auf weiter Flur. Wir „Normalos" sollen auch gar nicht alles wissen. Kurz und gut, beschreibt der „Semmelweis-Effekt" das Phänomen, wenn das offensichtlich Wahre ignoriert wird. Genau dazu neigt die Schulmedizin, bzw. wird dieses Verhalten von unterschiedlichen Stellen, auch der Politik, Wirtschaft und Wissenschaft gefördert.

Was klingt wie eine Doku-Soap, beruht auf Tatsachen. In den Jahren 1846-1848 war Ignaz Semmelweis am „Wiener Allgemeinen Krankenhaus" in der Geburtshilfe tätig. Ihm fiel auf, dass einfache hygienische Maßnahmen (wie das regelmäßige Händewaschen) das Kindbett-fieber und die hohe Kindersterblichkeit enorm verminderten. So selbstverständlich diese Erkenntnis für uns heute ist, so widersprüchlich war sie zur damaligen Zeit.

Händewaschen und Sauberkeit wurden für unnötig erachtet, Desinfektion war unbekannt. Die meisten Ärzte, Studenten und pflegenden Mitarbeiter waren auch nicht bereit, ihre eingefahrenen Gewohnheiten abzulegen.

Im Kollegenkreis wurde Semmelweis stark angefeindet und als „Nestbeschmutzer“ bezeichnet, was schließlich zu seiner Entlassung führte. Prompt schnellten die Todesfälle wieder in die Höhe. Sie sanken jedoch in den Kliniken, in denen Semmelweis in der Folge praktizierte. Die Tatsache, dass Hygiene Menschenleben retten kann, war nicht mehr aufzuhalten. Leider bekam Semmelweis Zeit seines Lebens nie die Anerkennung, die ihm zugestanden hätte. Die Geschichte endete in einer Tragödie. Ignaz Semmelweis zerbrach im Kampf gegen die Ignoranz, verfiel in Depressionen und verstarb vereinsamt in einer Nerven-heilanstalt. Die Umstände seines Todes sind nicht eindeutig geklärt. Der „Semmelweis-Effekt“ tritt also ein, wenn die offensichtliche, objektive Wahrheit ignoriert wird.

Gründe für die Ignoranz sind in der Hauptsache Bequemlichkeit, Starrsinn, Trachten nach Gewinn –doch nach Mahatma Gandhi*: „Es ist die Gesundheit, die der wahre Reichtum ist, nicht Gold- oder Silberstücke“-,* oder auch der anerzogene Gehorsam bis zum Zwang.

Für die Ignoranz gibt es eine Faustregel:

- Ein Mensch kann die Wahrheit sein gesamtes Leben ignorieren.

- Eine Bevölkerung kann die Wahrheit eine geraume Zeitlang ignorieren.

- Doch nie kann die komplette Bevölkerung die Wahrheit über die gesamte Lebenszeit ignorieren.

Wird die Wahrheit irgendwann von der Bevölkerung, Ärzten, Wissenschaftlern, Politikern usw. nach erstem Widerstand doch letztlich akzeptiert, kommt es in der Regel zu zwei Erscheinungen:

1. Reue über das Unheil, das angerichtet wurde, bevor man etwas wusste.

2. Die neue Erkenntnis wird vollständig und konsequent umgesetzt.

Der „Semmelweis-Effekt" umfasst also vier Stadien:

1. Ignoranz gegenüber einer offensichtlichen Wahrheit

2. Das Erkennen der Wahrheit

3. „Tiefe Reue"

4. Das Umsetzen der jetzigen Wahrheit (Erkenntnis) in die Tat.

Wer sich jemals mit alternativen Heilmethoden, wie Ayurveda, der orthomolekularen Medizin, bzw. der Vitamin-Forschung, der Schulmedizin und den wirtschaftlichen Interessen der Pharmakonzerne beschäftigt hat, wird schnell das Muster erkennen.

Im Folgenden einige interessante, teilweise unglaubliche Beispiele für den „Semmelweis-Effekt".

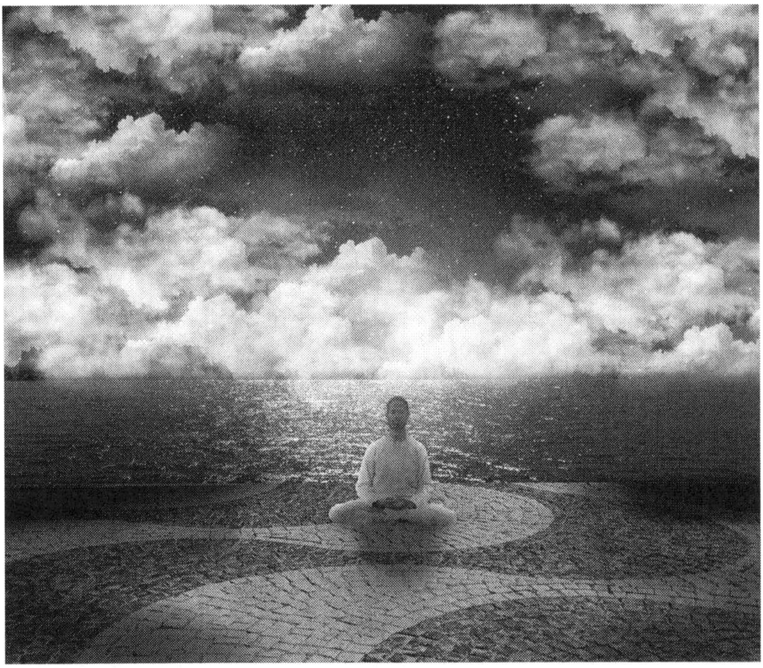

Nr. 21

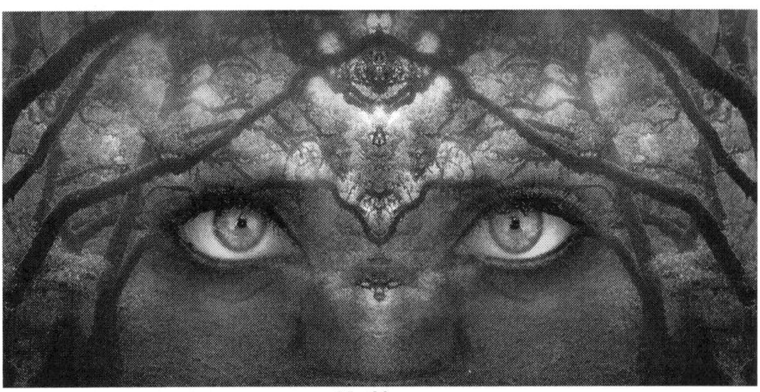

Nr. 22

Keine Änderung in Sicht beim derzeitigen schulmedizinischen System

Das zurzeit gültige System der Schulmedizin, das an allen Fakultäten gelehrt wird, wird konfrontiert mit einer ganzen Anzahl existentieller Erkenntnisse, die von einzelnen Ärzten wie auch Patienten als wahr angesehen werden. Bisher ist es jedoch nicht gelungen, herrschende Lehrmeinungen zu ändern. Der Grund für diese Halsstarrigkeit ist nicht, dass Erwiesenes zu schwierig umzusetzen wäre, sondern die wirtschaftlichen Interessen bestimmter Gruppen die die Neuorientierung mit allen Mitteln verhindern. Dadurch wird viel Leid über Kranke und hilfesuchende Menschen gebracht, doch auch Ärzte geraten in Gewissenskonflikte, das darf nicht verschwiegen werden.

Die Lehren in dem System, denen sie sich zu beugen haben, können durchaus als böswillig, menschenverachtend und ausschließlich profitorientiert bezeichnet werden. Warum sollten sonst weitreichende Erkenntnisse von Universitäten, Politikern und auch der Medizin aktiv unterdrückt werden?

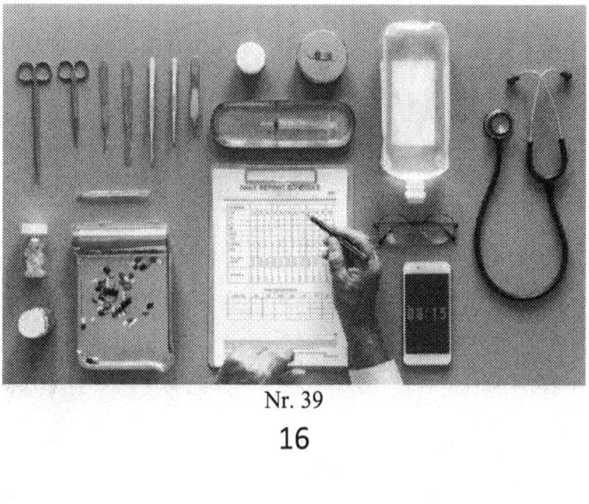

Nr. 39

Die Unterdrückung der Vitamin C-Anwendung

Der Nobelpreisträger und Vitamin C-Papst Linus Pauling belegte zweifelsfrei die Wirkung von Vitamin C, nicht nur zur Vorbeugung von Skorbut, sondern auch bei banalen Erkältungen, über offene Wunden, bis hin zur Hochdosis-Behandlung bei Krebs erweist Vitamin C seine Wirkung.

https://vitalstoffmedizin.com/blog/vitamin-c-verkuerzt-intensivstation-aufenthalt/

Diese Tatsache wird angehenden Ärzten gern vorenthalten. Beinahe jeder Patient müsste eine Vitamin C-Behandlung bekommen. Falsch machen kann man damit nichts und das Vitamin ist überdies sehr preiswert. Verordnet werden aber bei jeder Gelegenheit Antibiotika mit den inzwischen bekannten Neben- und Folgewirkungen. Damit wird gegen den ersten Grundsatz der Ärzteschaft „primum nil nocere“ (als erstes nicht schaden) gehandelt.

Während Schulmediziner noch lernen, dass 20 mg Vitamin C täglich Skorbut vorbeugt, erfahren sie nicht, dass gaben von 200-20.000 mg täglich beinahe sämtliche denkbaren Krankheiten positiv beeinflussen kann.

Dazu gibt es Studien, die belegen

- Eine bessere Wundheilung

- Linderung von Rückenschmerzen, Regeneration von Bandscheibenschäden

- Blasenkrebs-Verhinderung im Tierversuch
- Verminderung alters- und/oder ernährungsbedingter Arteriosklerose
- Verbesserte Gehirnleistung durch einen ausreichend hohen Vitamin C-Spiegel.

Die tägliche Vitamin C-Versorgung kann durch frisch gepresste Obst- und Gemüsesäfte sichergestellt werden oder durch Nahrungsergänzungsmittel, z.B. aus Acerola-Kirschen. Linus Pauling bevorzugte die synthetische Form, damit kann deutlich höher dosiert werden. Verfahren zur Ascorbinsäure-Herstellung:

https://de.wikipedia.org/wiki/Reichstein-Synthese

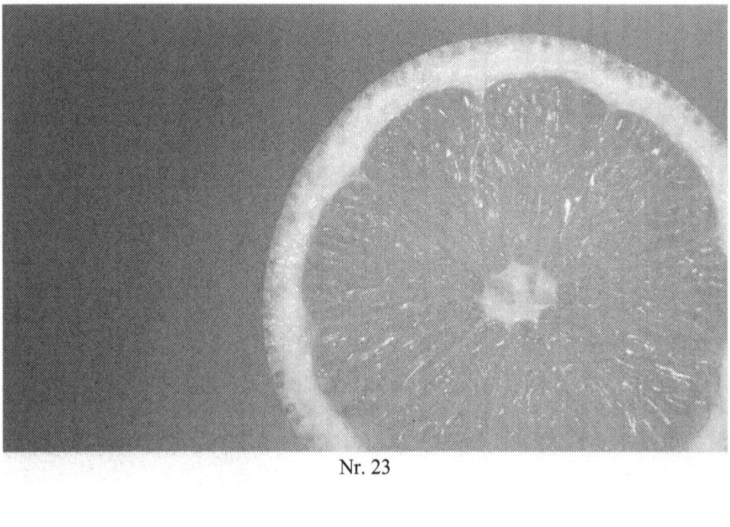

Nr. 23

Die Unterdrückung bzw. Nichtanwendung der Heilmethoden nach Sebastian Kneipp

*** 17. Mai 1821 - † 17. Juni 1897**

Obschon die Kneippschen Anwendungen seit dem 19. Jahrhundert bekannt und erprobt sind, ist dafür kaum Raum im modernen Gesundheitswesen. Weder in Praxen noch Krankenhäusern finden Wassergüsse, die sogenannte Hydrotherapie, oder die Ernährung mit frischen Pflanzen und Kräutern statt. Ist die ganze Sache etwa zu altmodisch oder nicht erwiesen? Weit gefehlt! Die ganzheitliche Denkart des Sebastian Kneipp ist heutzutage so aktuell wie nie. Sie ist immer noch Wegweiser der Naturheilkunde. Die fünf Säulen des Gesundbleibens und –werdens nach Kneipp heißen: Wasser, Ernährung, Pflanzen, Bewegung und Balance.

„Im Wasser liegt Heil; es ist das einfachste, wohlfeilste und –recht angewandt- das sicherste Heilmittel“ – Sebastian Kneipp.

Es gibt kaum Beschwerden, gegen die es bei Kneipp keine Hilfe gibt. Sei es die Einschlafhilfe, den Kreislaufkick, die Hautpflege, die Stärkung des Immunsystems, der Schenkelguss gegen müde Beine u.v.m. Weiterhin wusste Kneipp um die Heilkraft der Pflanzen, die Bewegung an frischer Luft, wie z.B. ein ausgiebiger Waldspaziergang und auch die Wirkung diverser ätherischer Öle.

Studien dazu sind kaum zu bekommen. An Bewohnern von Seniorenheimen haben sich allerdings erhebliche

Verbesserungen der Gesundheit und die Reduzierung der Beschwerden gezeigt.

Quelle: Ortiz M, Schnabel K, Cree M, Bünting S, Lotz F, Tent M, Brinkhaus B, Wegscheider K – Prävention in der Pflege – Naturheilkundliche Maßnahmen in Senioreneinrichtungen. Eine prospektive, kontrollierte, vergleichende, explorative Kohortenstudie. Zentrum für Qualität in der Pflege 2015.

Glücklicherweise kann man Kneipp-Anwendungen gut zuhause oder in einem der vielen Kneipp-Vereine durchführen.

Einen Lichtblick gibt es doch: Im Jahre 2015 bestätigte die „Deutsche UNESCO-Kommission" „Kneippen als traditionelles Wissen und Praxis nach der Lehre Sebastian Kneipps" als immaterielles Kulturerbe.

Infos zur Heilkraft des Wassers:

https://www.kneipp.com/de_de/kneipp-welt/kneipp-anwendungen/

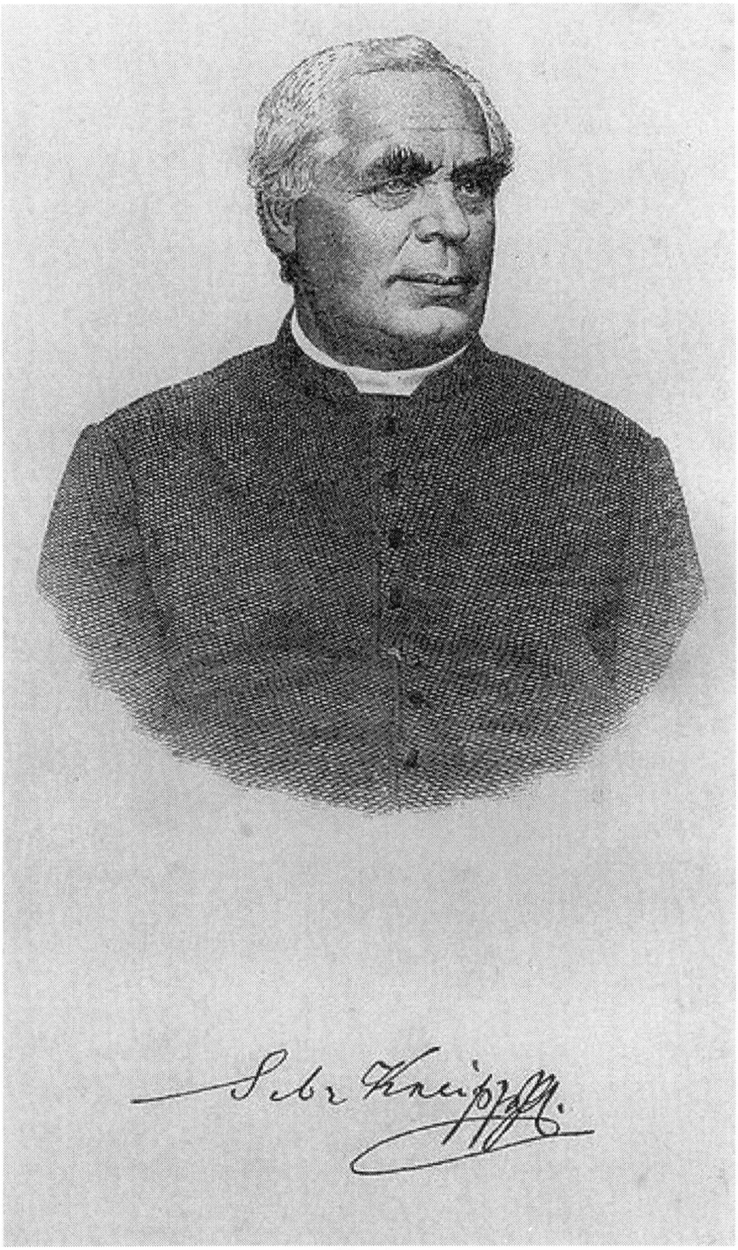

Nr. 24

Die Ignorierung der Ernährungsform nach Dr. Max Gerson

*** 10. Oktober 1881 - † 8. März 1959**

Ursprünglich entwickelte Dr. Gerson besagte Ernährungsform, um sich selber von Migräne zu heilen, was ihm auch gelang. Bei Versuchen mit Diabetes-, Krebs- und Tuberkulosepatienten ließ sich auch dort eine deutliche Verbesserung bzw. Heilung feststellen. Die Diät gestaltet sich etwas aufwändig. Es wird stündlich, bis zu 13 mal am Tag frischer Saft getrunken, dazu bekommt der Patient reichlich Spurenelemente und Mineralstoffe in Form der „Hippokrates-Suppe“ (Rezept folgt). Um die Entgiftung des Körpers einzuleiten, bekommt der Betroffene Kaffee-Einläufe.

Aus ganzheitlicher Sicht ist die Heilung diverser Krankheiten durch Entgiftung/ Entschlackung nicht erstaunlich, die „Traditionelle Chinesische Medizin“ versteht z.B. Krebserkrankungen als Ansammlung von Schlacken, die durch Entschlackung einerseits und einer Zufuhr benötigter Vitalstoffe andererseits vermieden, aber auch geheilt werden kann.

Die Schulmedizin steht dieser Heilmethode mehr als kritisch gegenüber und streitet auch das Vorhandensein von „Schlacken“ ab, trotz jahrelanger Forschungen des Japaners Yoshinori Ohsumi. Ohsumi erhielt für seine Arbeiten zum Thema im Jahr 2016 den Medizin-Nobelpreis. Welche Bedeutung eine Entschlackung hat, zeigt dieser Artikel:

https://www.gesund-heilfasten.de/entschlackung_entschlackungskur.html

Leider machen sich Therapeuten mit diesen und ähnlichen Ansätzen im Kreise der etablierten Ärzte keine Freunde und an Universitäten werden sie derzeit noch gänzlich ignoriert.

Wie eingangs erwähnt, ist die Gerson-Diät aufwändig und muss zudem individuell auf den Patienten abgestimmt werden. Als Laie ist man da schnell überfragt. Es gibt aber Spezialisten, die diese Methode beherrschen, z.B.

https://hyperthermie-zentrum-hannover.de/unsere-therapien

Die „Hippokrates-Suppe" ist für jedermann zu jeder Zeit gut:

Zutaten:

- 500 g Kartoffeln
- 500 g Tomaten – Stielansätze entfernt
- 4 Stiele Staudensellerie
- 2 Zwiebeln
- 1 Knoblauchzehe
- 3 Stängel Petersilie
- 1 kleine Petersilienwurzel
- 1-7 Gewürznelken

Alle Zutaten werden gewaschen, geputzt und grob zerkleinert. Sie werden in einen Topf gegeben, gut mit Wasser bedeckt und 1 ½ - 2 Stunden geköchelt. Danach die festen Bestandteile aussieben. Von der Brühe isst man 2x täglich einen Teller/Tasse.

Alles unbedingt Wissenswerte zur Gerson-Therapie erfährt man hier: https://www.zentrum-der-gesundheit.de/gerson-therapie.html

Buchempfehlung:

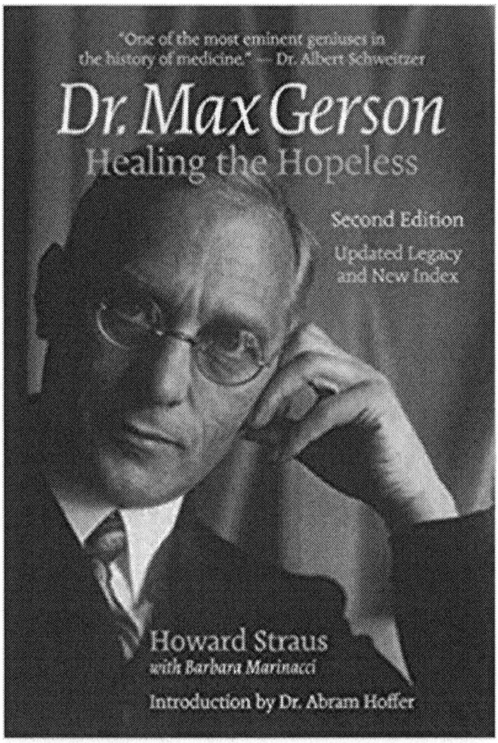

ISBN-13: 978-0976018612

Verlag: Gerson Health Media; Auflage: 2nd Updated Legacy ed. (1. März 2009) – Autor: Howard Straus

Kein Interesse an den Erkenntnissen von Otto Buchinger

*** 16. Februar 1878 - † 16. April 1966**

„Wer stark, gesund und jung bleiben will, sei mäßig, übe den Körper, atme reine Luft und heile sein Weh eher durch Fasten als durch Medikamente" wusste schon der griechische Arzt und „Vater der Heilkunde", Hippokrates von Kos (460-337 v. Chr.). Dieses Zitat hat sich wohl auch der deutsche Arzt Otto Buchinger zu Herzen genommen und schon 1917 durch einen Selbstversuch bewiesen. Mithilfe einer Fastenkur kurierte er seine Rheumaerkrankung.

In Zusammenarbeit mit seiner Familie gründete er mehrere Fasten-Kliniken, die auch heute noch betrieben werden. Buchinger verfasste ein umfangreiches Lehrbuch zum Thema Heilfasten, das aber in Ärzte- und Medizinstudentenkreisen relativ unbekannt zu sein scheint. Ein aktueller Trend geht in die Richtung Fastenheilkunde – das Intervallfasten.

Ausgewiesener Experte hierfür ist der Biochemiker Frank Madeo, Leiter der „Interfast Studie" an der Universität Graz. Die Studie untersucht die Auswirkungen des periodischen Fastens auf den Organismus.

https://www.spiegel.de/gesundheit/ernaehrung/intervallfasten-nach-zwei-wochen-ist-der-hunger-weg-a-1136191.html

Buchempfehlung:

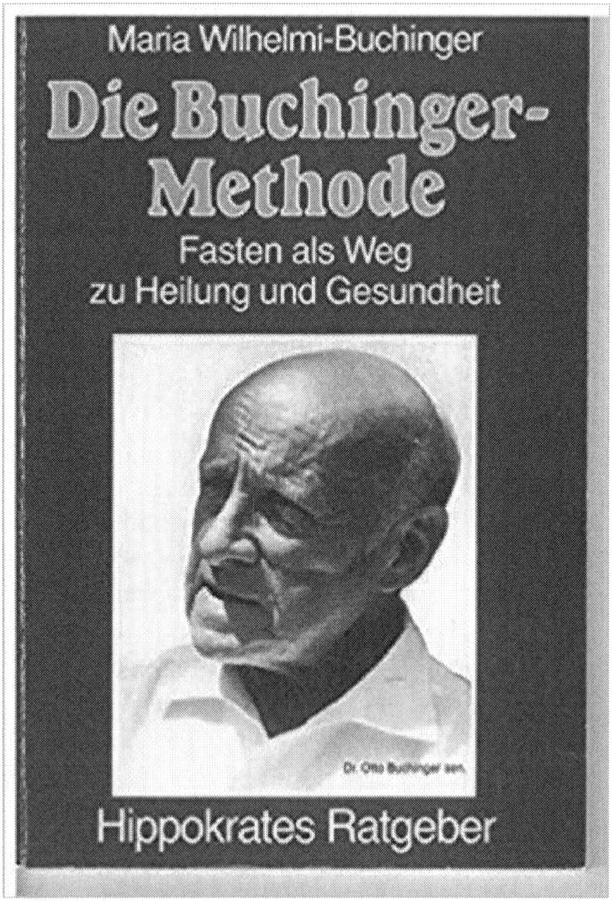

Autor: Maria Wilhelmi-Buchinger

ISBN-13: 978-3777306483

Verlag: Trias; Auflage: 1984 (Februar 1992)

Das Lebenswerk von Dr. Johanna Budwig – von der Wissenschaft ignoriert

*** 30. September 1908 - † 19. Mai 2003**

Johanna Budwig war Pharmazeutin, Apothekerin und Heilpraktikerin. Sie verbannte Industriezucker, Fleisch und veränderte Fette vom Speisezettel und ersetzte sie durch hochenergetische Nahrungsmittel. Ihre Therapie bezieht sich weniger auf die Entschlackung als auf deren Vermeidung. Sie entwickelte die „Öl-Eiweiß-Kost“ und konnte damit im Laufe ihrer Tätigkeit ihren Patienten ein äußerst wirksames Mittel gegen banale Erkrankungen wie auch gegen schwere Leiden anbieten. Johanna Budwig hinterließ einen großen Wissensschatz im Bereich Ernährung-Molekularbiologie und Quantenphysik. Auch davon wollen die medizinischen Fakultäten scheinbar nichts wissen.

Ein altes Gericht ist in neuerer Zeit wieder im Trend: „Pellkartoffeln mit Quark und Leinöl“.

Zutaten:

- Junge Kartoffeln
- 500 g Quark
- 1 Tasse Milch
- 1 Becher saure Sahne
- Salz, Pfeffer
- Zwiebeln, Schnittlauch
- Frisches Leinöl

Die Kartoffeln garkochen und abpellen. Den Quirl mit Milch und saurer Sahne glattrühren, mit Salz und Pfeffer abschmecken und mit Schnittlauch und Zwiebelwürfeln bestreuen. Zum Schluss einen guten Schuss ganz frisches Leinöl über das Gericht geben.

„Was wahr ist, soll wahr bleiben", war Dr. Budwigs Lebensmethode, doch auch sie musste feststellen, dass ihr Kampf gegen die Nahrungsmittelindustrie und für gesunde Ernährung mächtige Gegner auf den Plan rief.

Hier geht es zu ihrer Vita und ihren Rezepten:

https://www.dr-johanna-budwig.de/dr-johanna-budwig/biografie.html

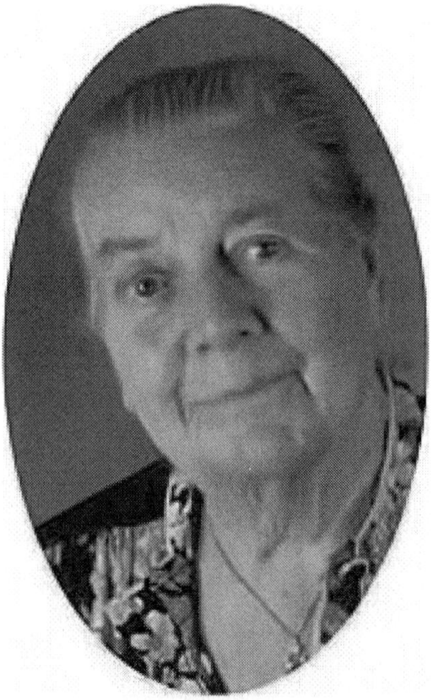

Nr. 25

Die Unterdrückung der Cannabis-Anwendung

Aktuelle Studien zu Schaden und Nutzen von Cannabis belegen, dass kein nebenwirkungs-ärmeres Arzneimittel gegen Schmerzen zur Verfügung steht. Zumindest chronisch Kranken sollte der Eigenanbau gestattet sein, oder besser noch die Schranken zum Erhalt eines Rezeptes abgebaut werden. Wozu der Unsinn, wenn zuvor alle Methoden bzw. Arzneimittel nicht geholfen haben? Der Patient ist kein Versuchskaninchen und hat auch ohne Nebenwirkungen ausreichend Beschwerden.

Es soll Hinweise geben, dass trotz Untersuchungen, die die Wirksamkeit von Cannabispräparaten bei Krebserkrankungen erklären, die Ergebnisse von Regierungsseite unterdrückt werden. Der Grund dafür soll sein, die Bevölkerung vor Drogen zu schützen – oder möchte man Pharmalobbyisten nicht verärgern?

Es stellt sich die Frage: Qui bono? Wem nützt es? – Jedenfalls der Medikamentenindustrie mehr als dem Patienten.

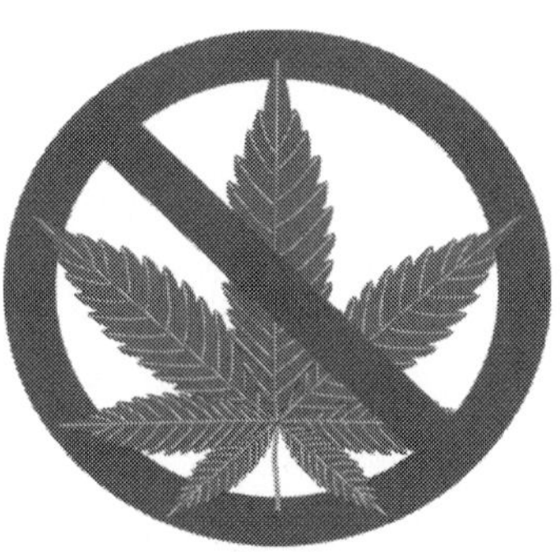

Nr. 26

Soll das altbewährte Herzmittel „Strophanthin“ vollkommen in der Versenkung verschwinden?

Seit etwa Anfang der 1970er Jahre wurde das preiswerte, bewährte Herzmittel Schritt für Schritt vom Markt verdrängt. Dahingegen ertragen zahllose Patienten unnötige Bypass-Operationen, das Tragen von Stents und die belastenden Nebenwirkungen verordneter Medikamente. Lediglich einige Ärzte und Apotheker wie kleine pharmazeutische Hersteller helfen, das großartige Mittel nicht ganz verschwinden zu lassen. Studien zu „Strophanthin“ wurden einige erarbeitet und veröffentlicht:

- Dr. med. Habil. W. Dörr, Heidelberg: „Der Schlüssel zur Infarktverhütung. Wirkungsmöglichkeiten eines Medikaments (Strophanthin)“, Vorwort: Prof. Dr. h.c. Manfred von Ardenne

- A. Herbert, Apotheker: Eine Dokumentation ambulanz-kardiologischer Therapie-Ergebnisse nach Anwendung von oralem G-Strophanthin, 1984, Befragung von 3.650 Ärzten.

- Dr. B. Kern: Die orale Strophanthin-Behandlung. Ärztliche Studie mit 136 praxisnahen Beispielen. 1951, 382 Seiten.

Die politisch Verantwortlichen wechselnder Parteien sehen sich allesamt nicht in der Verantwortung, diese wissenschaftlich belegten Erkenntnisse in die Praxis zu übernehmen.

Zum Glück gibt es einen Hoffnungsschimmer. Das Bundesamt für Arzneimittel-zulassungen erteilte eine vorläufige Zulassung (2006) mit der Auflage einer angemessen großen Studie. Aktueller Stand der Dinge (April 2019) ist, dass im Immanuel-Krankenhaus Berlin (naturheilkundliche Abteilung) zwei Ärzte Strophanthin nach Bedarf verschreiben.

Für Betroffene und Interessierte gibt es hier Rat:

http://www.strophantus.de/ueber-den-verein.html

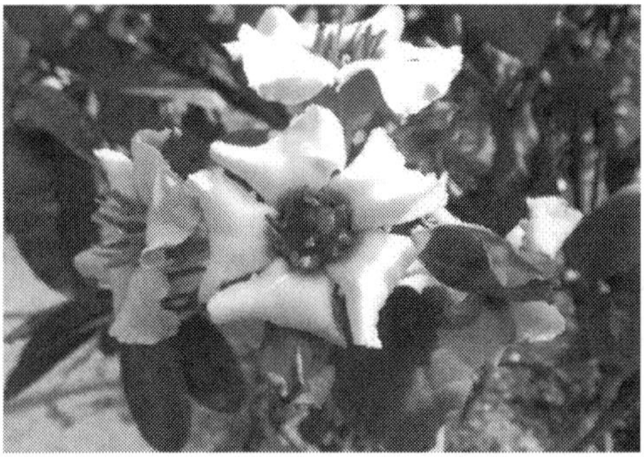

Nr. 27

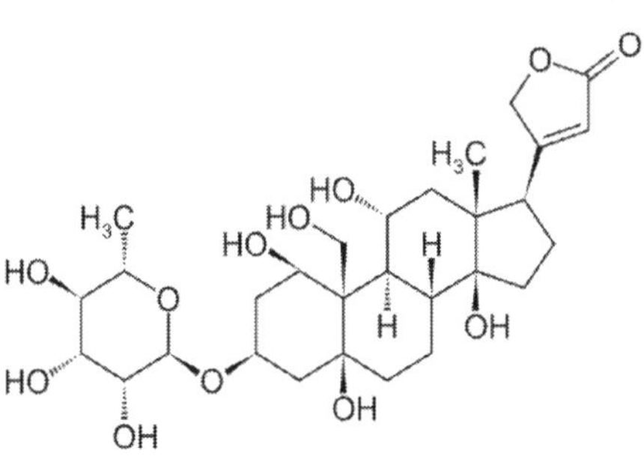

Nr. 28

Kein Bedarf an Magnesium und Vitamin D in der Kardiologie?

Dass ein ausreichend hoher Vitamin D-Spiegel und ein funktionsfähiger Magnesium-Haushalt für die Gesundheit im Allgemeinen und für die Herzgesundheit im Besonderen wichtig ist, ist lange bekannt. Wegbereiter solcher Forschungen war erneut Linus Pauling. Schon 1974 gründete er in Kalifornien das „Institut für orthomolekulare Medizin“. Inzwischen haben zigtausende Patienten die Wirksamkeit der Mikronährstoffe erfahren. In Deutschland sind Prof. Dr. Jörg Spitz, Facharzt für Nuklear-, Ernährungs- und Präventionsmedizin und Dr. Med. Raimund von Helden, Facharzt für Allgemeinmedizin und Diabetologie sehr engagiert bei der Aufklärung über die Bedeutung von Vitamin D, bzw. die Folgen des Mangels. Eigene Präparate verkauft er nicht, um eine Interessenkollision zu vermeiden. Informationen, besonders auch über die Gefahr von Vitamin D-Mangel bei Schwangeren und Kindern:

https://www.gluecksknirpse.de/vitamin-d-mangel-bei-kindern

und

https://spitzen-praevention.com/wissen/sonne-und-vitamin-d/

Einer der Hauptgründe für psychische Erkrankungen ist ein Vitamin D-Mangel, der zweite Grund ein Mangel an B-Vitaminen, dazu später mehr. Verordnet werden üblicherweise Psychopharmaka, dementsprechend

„bedroht“ sind inzwischen große Teile der Bevölkerung. Als Nebenwirkungen stellen sich ein: Magen-Darmbeschwerden, Kopfschmerzen, Emotionslosigkeit, Fahruntüchtigkeit, Abhängigkeit u.a. Durch einfache Tests können Mängel aufgedeckt werden, doch die Krankenkassen zahlen sie nicht, obwohl sie oft lebensrettend, zumindest verbessernd sein könnten.

Häufige Symptome bei Vitamin D-Mangel:

- Asthma, Allergien, Autoimmunerkrankungen
- Diabetes, Epilepsie, erhöhte Sturzgefahr
- Muskelkrämpfe, -schwäche, -zucken
- Knochenbrüchigkeit, Zahnprobleme
- Lungenprobleme
- Sonnenallergie, Schuppenflechte
- Bluthochdruck
- Infektanfälligkeit.

Dafür scheinen die Schul- und Pharmagelehrten wie auch die Krankenkassen nicht zuständig zu sein, sie halten sich lieber vornehm zurück. Das erweist sich als schlecht für den Patienten, aber gut für die Ärzte und die Arzneimittelhersteller. Herzpatienten benötigen vielleicht zu ihren Beta-Blockern bald einen Herzschrittmacher und weitere zusätzliche Medikamente.

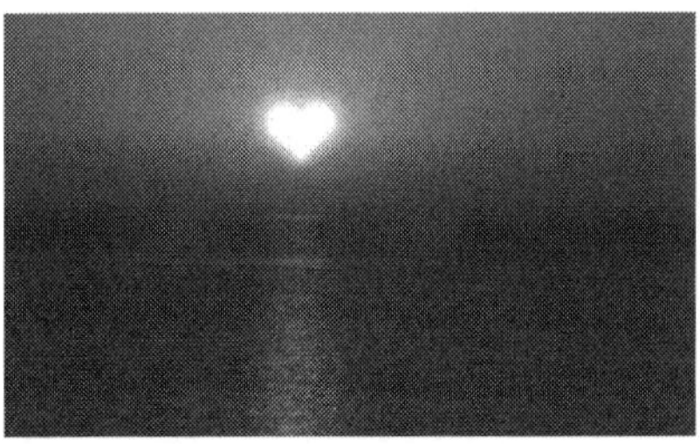

Nr. 29

Ignoranz des Vitamin B- Komplexes bei der Behandlung von psychisch Erkrankten

Ein ähnliches Szenario wie beim Vitamin D-Mangel spult sich bei den B-Vitaminen ab. Zahlreiche Versuche haben gezeigt, dass eine Unterversorgung mit den Vitaminen B6, B12 und Folsäure eine entscheidende Rolle bei der Entwicklung von Depressionen, Schizophrenie und Borderline-Erkrankungen spielen. Diese Vitamine sind u.a. auch für den Abbau der toxischen Aminosäure Homocystein zuständig. Erhöhte Homocystein-Werte gelten als Risikofaktoren für Herzinfarkte, Schlaganfall, Gefäßentzündungen und Alzheimer.

Doch was passiert hierzulande? Anstatt leidenden Patienten durch die Zufuhr von fehlenden Mikronährstoffen zu helfen, werden immer mehr und immer größere psychiatrische Kliniken aus dem Boden gestampft, obwohl es sicher einleuchtet, dass weder Gespräche noch Verhaltenstherapien und sicher keine Psychopharmaka lebens-wichtige Nährstoffe ersetzen können.

Die Frage drängt sich auf: Wer zieht hier eigentlich an welcher Strippe? Sind unsere Politiker nicht willens oder nicht in der Lage, für die effiziente Behandlung der Bürger zu sorgen, oder sagt ihnen die milliardenschwere Pharmaindustrie, wo es lang geht?

Frei nach dem Motto:

„Wer die Musik bezahlt, bestimmt auch, was sie spielt.“

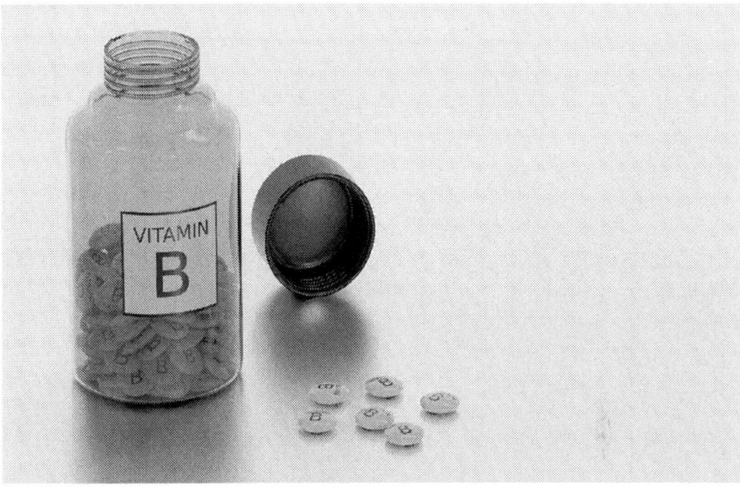

Nr. 30

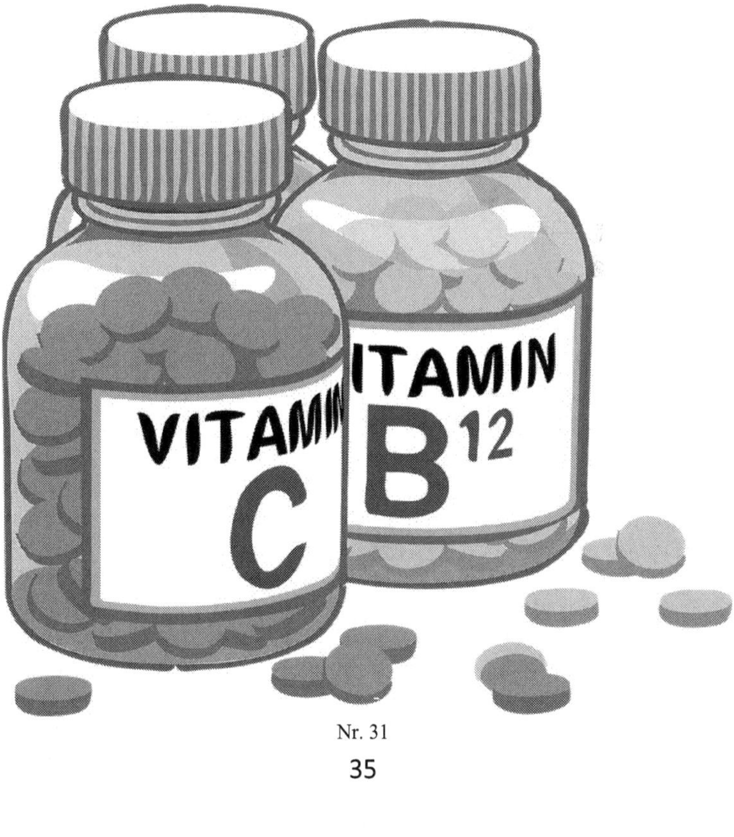

Nr. 31

Ignoranz vor Erkenntnissen aus der Traditionellen chinesischen Medizin (TCM)

An den Beispielen „Chronische obstruktive Lungenerkrankung (COPD)“ und chronischen Rückenschmerzen im Bereich der Lendenwirbelsäule wird deutlich, dass es möglich ist, ganze Studienergebnisse zu ignorieren.

Im Bereich „untere Wirbelsäule“ wurden innerhalb 5 Jahren 1.162 Patienten entweder mit der Standardtherapie, also Diclofenac bzw. Ibuprofen, oder mit Akupunktur behandelt. Die Akupunkturgruppe wurde außerdem in zwei Gruppen geteilt, von der die erste eine Akupunktur nach den TCM-Regeln erhielt, die zweite bekam eine Schein-Akupunktur, bei der Nadeln beliebig gesetzt wurden.

Das erstaunliche Ergebnis war, dass die Schein-Akupunktur der echten nur knapp unterlegen war. Jedoch zeigten sich beide Akupunkturarten beinahe doppelt so wirksam wie die medikamentöse Behandlung. Offenbar kam aber niemand auf den Gedanken, Diclofenac, Ibuprofen und Co. zu reduzieren und durch Akupunktur zu ersetzen.

Bei der chronischen Lungenerkrankung sind sicher das Rauchen und die Luft-verschmutzung Hauptrisikofaktoren. Doch das Wissen der alten Chinesen wird auch hier ignoriert, denn in der TCM ist ein Zusammenhang zwischen Lungenerkrankungen und des

Darms bekannt. Der sogenannte „Lunge-Dickdarm-Meridian“ verbindet die beiden Organsysteme!

Bei der Behandlung von COPD ist durch Ernährung und Darmreinigung vieles möglich, doch scheint diese Erkenntnis in Wissenschaft und Forschung ein Schattendasein zu führen.

Ernährung bei COPD:

https://www.leichter-atmen.de/copd-richtige-ernaehrung

z.B. ayurvedische Linsensuppe – sättigend, würzig, pikant

Zutaten für 3 Portionen:

- 250 g rote Linsen – in einem Sieb abspülen, bis kein Schaum mehr kommt
- 150 g Möhren – schälen, halbieren und in dünne Scheiben schneiden
- 100 g Porree – putzen, waschen und in Ringe schneiden
- 1 kleine getrocknete Chilischote – zerbröseln
- 40 g Zwiebeln – fein würfeln
- 1 Knoblauchzehe – sehr fein hacken
- 1 EL Kokosöl
- 1 l Gemüsebrühe

Gewürze:

- 1 TL geriebener Ingwer
- 1 TL Currypulver
- ½ TL schwarze Senfsamen

- ½ TL Kreuzkümmelpulver
- ½ TL Kurkumapulver
- ½ TL Korianderpulver
- ½ TL Piment
- Ca. 2 cm Zimtstange
- 1 kleines Lorbeerblatt
- Pfeffer aus der Mühle
- Ursalz
- Frisch gepresster Zitronensaft

Das Kokosöl erhitzen, Zwiebel und Knoblauch leicht andünsten. Die Gewürze von Ingwer bis Piment dazugeben und ebenfalls kurz andünsten. Mit der Gemüsebrühe ablöschen.

Zimtstange, Lorbeerblatt und Chili zugeben und aufkochen. Die Hitze etwas reduzieren und die Linsen zufügen. Etwa 15 Minuten köcheln lassen.

Nun die Möhren und den Porree zugeben und garkochen. Die Zimtstange entfernen und mit Pfeffer, Salz und Zitronensaft würzen.

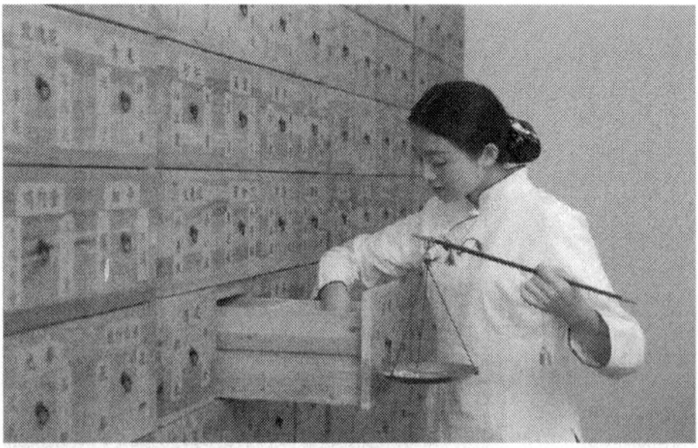

Nr. 32

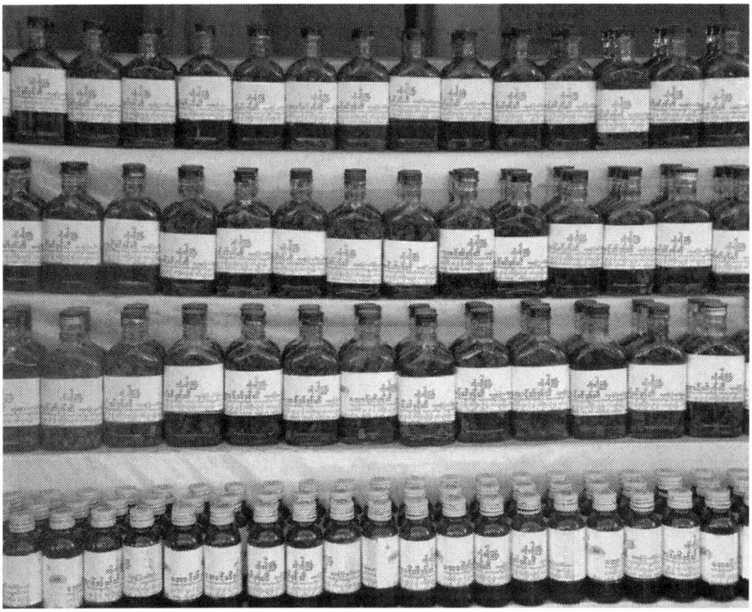

Nr. 33

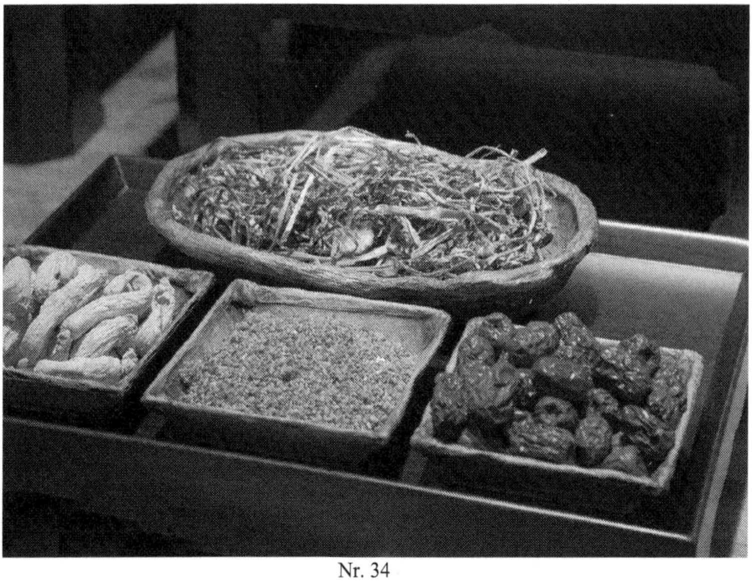

Nr. 34

Lebensfreude, Seele, Selbstheilung – auch ohne Bedeutung? Ein weiterer Fall für die Ignoranz?

Diese Begriffe sind im Medizinalltag Fremdworte, doch eine alte Weisheit sagt, dass es außer der Selbstheilung gar keine Heilung gäbe. Ohne den Prozess der Selbstheilung und dem Willen zur Heilung sind auch die besten Ärzte machtlos.

Die Faktoren Humor und Lebensfreude werden im klinischen Tagesablauf zu häufig vergessen, sonst würde mehr gesungen, getanzt und gelacht.

Eine erwähnenswerte Ausnahme ist der amerikanische Arzt Hunter Doherty „Patch" Adams. 1972 gründete er das „Gesundheit! Institute", wo er alternative Therapien praktiziert. Außerdem ist er Sozialaktivist, Autor und Profi-Clown. Er organisiert jedes Jahr freiwillige Clowns, die gemeinsam in Russland, Bosnien-Herzegowina und anderen Krisengebieten der Welt Kranken, Waisen und anders Benachteiligten Hoffnung geben.

Die Politik des Instituts:

„1. Keine Kosten für Patienten – 2. Keine Erstattung durch Krankenkassen – 3. Keine Versicherung gegen Fehlverhalten – 4. 3-4 Stunden Erstgespräch mit den Patienten – 5. Zuhause als Krankenhaus – 6. Integration der Heilkünste – 7. Integration der Medizin mit Kunst, Natur, Bildung, Landwirtschaft, Erholung und sozialer Dienste – 8. Die Gesundheit des Personals ist ebenso wichtig wie die Gesundheit des Patienten."

Leider konnte nach 12 Jahren keine Finanzierung mehr gefunden werden. Doch „Patch“ Adams wäre nicht „Patch“ Adams, wenn es nicht weiterginge. Alles über seine genialen Ideen und Aktivitäten:

https://translate.google.com/translate?hl=de&sl=en&u=http://www.patchadams.org/&prev=search

Literatur von und über „Patch“ Adams:

https://portal.dnb.de/opac.htm?method=simpleSearch&cqlMode=true&query=nid%3D115430431

„Patch“ Adams ist Schirmherr des Vereins „namu Art for Life Network e.V.“ in Berlin. Dort besucht er seit 2009 mit anderen Mitgliedern kranke Kinder in Berliner Krankenhäusern.

Auf ähnliche Weise arbeitet der österreichische Verein „*Rote Nasen Clowndoctors*“. Mitwirkende des Vereins sind Künstler aus den Bereichen Schauspielerei, Pantomime, Zauberei, Akrobatik etc. Sie durchlaufen eine umfassende Ausbildung in Clowntechniken, Musik, Zauberei sowie psychologisches und medizinisches Grundwissen. Anschließend folgt Sensibilisierungs-Training, erst dann werden sie im „Clowndoctors-Team“ aufgenommen.

Website der „Rote Nasen Clowndoctors“:

„Der Clown ist auf besondere Weise befähigt, Depressionen, Operations-Schocks oder verzweifelte Widerstände gegen schmerzhafte Therapien abzuschwächen und zu lösen. Er durchbricht die

Verschlossenheit der Patienten gegen die Umwelt und erweckt dort den Lebenswillen, wo sein Fehlen zur unmittelbaren Gefahr werden kann."

Der Verein wurde seit 1997 mit einer großen Anzahl Preisen ausgezeichnet.

Auch der gemeinnützige Verein „CliniClowns Austria" griff die Ideen der Spitalclowns des „Patch Adams" auf. Die mitwirkenden Clowns besuchen schwerstkranke Patienten gerade dann, wenn ihre Situation schwer zu ertragen ist. Besonders Kinder zeigen nach den Auftritten bessere Prognosen. Die Clowns werden von den zuständigen Ärzten in den Behandlungsplan integriert.

Reinhard Krepler, ärztlicher Direktor AKH Wien:

„So wird ermöglicht, dass sie den Kindern gerade dann, wenn sie es am meisten brauchen, die entsprechende emotionelle Unter-stützung geben."

Mittlerweile wurde das Konzept auch in Belgien, Deutschland, Frankreich, Italien und den Niederlanden übernommen.

Es gibt sie also doch, die neuen erfreulichen Ansätze zur Patientenfürsorge. Es darf nur nicht die Ignoranz im Wege stehen!

Eine weitere, etwas außergewöhnliche Therapie: Lachyoga

Ergebnisse aus der „Lachforschung" deuten an, dass das Lachen Gesundheit und Wohlbefinden steigert. Durch Lachen kann das Immunsystem gestärkt, Stresshormone abgebaut und schmerzstillende, entzündungshemmende Substanzen freigesetzt werden. Das Herz-Kreislaufsystem und die Stoffwechsel werden angeregt, die Atmung und der Gehirnsauerstoffaustausch verbessert.

Teilnehmer an Lachseminaren berichten über eine positive Stimmung und kreatives Denken. Die positiven Effekte des Lachyoga werden teilweise in Betrieben, Kindergärten, Schulen, Senioreneinrichtungen, Yoga-Schulen, Fitnesszentren, Kliniken, Gefängnissen und Selbsthilfe-gruppen genutzt.

Weltweit bekannt gemacht wurde Lachyoga von dem indischen Yogalehrer und Arzt Madan Kataria. Er entwickelte aus Yoga-Elementen und Lachübungen die Technik, ohne Grund zu lachen. Dabei wird durch ruckartige Zwerchfellbewegung die Atemluft aus der Lunge befördert. Madan Katarias Motto:

„Wir lachen nicht, weil wir glücklich sind, wir sind glücklich, wenn wir lachen."

Die Studienlage:

https://www.medizin-transparent.at/lachyoga-nur-ein-schlechter-witz

Bei „*Medizin-transparent-Wissen-was-stimmt*“ ist selten bis gar nicht –ob Mittel gegen Husten, Rheuma, Vitamin C-Therapie oder Yoga- irgendetwas aus der Naturheilkunde zu finden, das für wirksam gehalten wird. Trotz vorgelegter Studien oder Pateinten-Berichten hat alles nur eingeschränkte Aussagekraft, ist nur bedingt vertrauenswürdig und zumeist weniger heilsam. Es werden hier doch wohl keine Ignoranten am Werk sein? Oder werden sie irgendwie, von irgendwem beeinflusst? Das ist aber nur eine vage These!

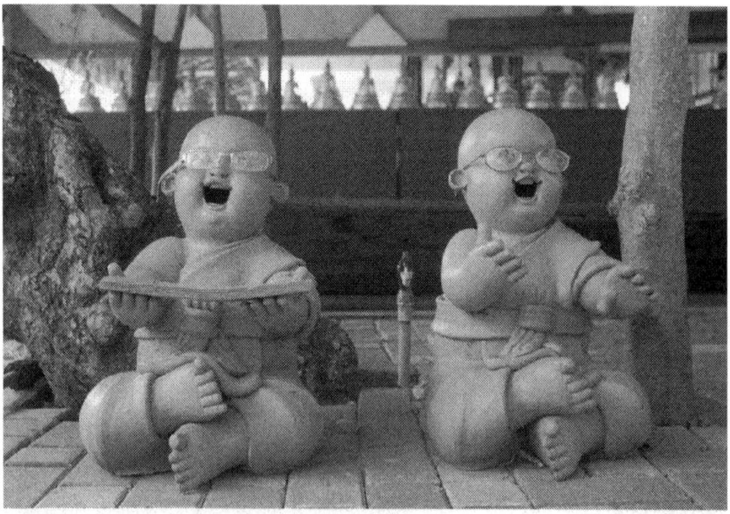

Nr. 35

Therapeutischer Humor

Darunter versteht man ein gezieltes Einbringen von Humor bei einer Therapie. Es sollen so angstmachende Ereignisse und Situationen von Patienten anders bewertet und kontrolliert werden können.

Erst in neuer Zeit verwiesen Studien auf die Bedeutung in der Psychotherapie. Bis dato besagte nur der Volksmund: „Lachen ist gesund – Lachen ist die beste Medizin!“

Die Fachwelt horchte durch den spektakulären Bericht des Wissenschaftsjournalisten Norman Cousins über die Heilung seiner Spondylarthritis (Wirbelgelenksarthritis) durch Lachen auf. Durch Lachen werden körpereigene Hormone, wie Adrenalin und Noradrenalin ausgeschüttet, daher kommt es zu einer entzündungshemmenden Wirkung.

Cousins Geschichte löste eine Forschungswelle aus und wurde so zur Basis der neuen Wissenschaft „Gelotologie“ (Lachforschung), die das Entstehen und die Wirkung von Lachen auf Körper und Geist untersucht.

https://de.wikipedia.org/wiki/Therapeutischer_Humor

Die Liste dieser Ausführungen ließe sich noch problemlos erweitern, beispielsweise durch die Nichtanwendung der heilsamen Mittel Natron, Borax, Wasserstoffperoxid u.v.a.m. plus die gerne hintenan gestellten Lebenswerke von:

- Dr. Norman Walker (Natural-Hygiene-Bewegung)
- Dr. Nobuo Shioya (Atemtechnik und rechtes Denken, Buch „Die Kraft strahlender Gesundheit“)
- Prof. Teruo Higa (Agrarwissenschaftler, Entdeckung von Mikroorganismen)
- Wilhelm Reich (Psychiater, Soziologe- „Organtherapie-selbstregulierende vitale Lebenskraft“) https://www.wilhelm-reich-gesellschaft.de/

… und vieler anderer Wissenschaftler.

Offensichtlich ist, dass durch Ignoranz, Wissensunterdrückung und Desinformation sowohl „Otto-Normalverbraucher“, aber auch viele Mediziner am Rockzipfel der mächtigen Pharmakonzerne gehalten werden sollen. Es werden durch „anerkannte medizinische Standards“ Märkte erhalten, geschützt und, wenn es möglich ist, vergrößert. Es wird sich nichts ändern, solange die Gier nach Macht und Geld größer ist als der ehrliche Wille, zu helfen. Erfreulicherweise gibt es Wege und Möglichkeiten, sich über alternative, natürliche Methoden zur Behandlung und Prävention zu informieren. Es ist an der Zeit, sich selbstbestimmend für Gesundheit, Wohlbefinden, Vitalität und mentale Stärke zu entscheiden. Wie man also durchaus an o.g. Therapien sehen kann, gab und gibt es auch in der westlichen Heilkunst alternative Ansätze mit Elementen aus dem Ayurveda. Doch nach wie vor sehen sich Therapeuten wie Patienten mit der festgefahrenen Lehrmeinung und dem politisch und wirtschaftlich verfolgten monetärem Interesse konfrontiert. Wer seinen Körper, seinen Geist und seine Seele in Einklang bringen möchte, findet wahrscheinlich in der ganzheitlichen ayurvedischen Lebensweise sein Zuhause.

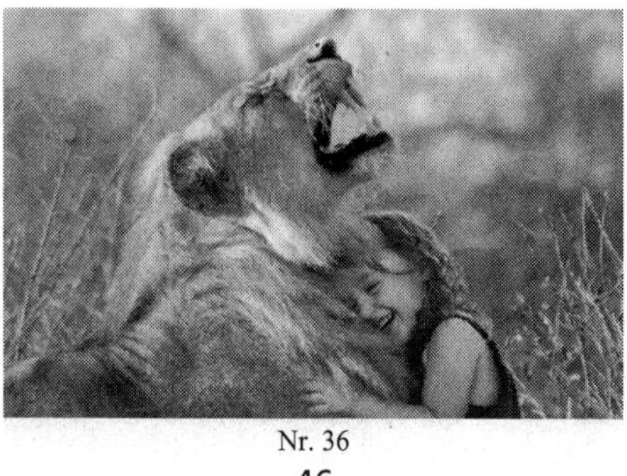

Nr. 36

Geschichte und Philosophie des Ayurveda

Der historische Ursprung des Ayurveda orientiert sich an den „Veden“, den ältesten Aufzeichnungen indischen Wissens. Man sagt, dass das Wissen von Brahman, dem Schöpfer, selber stammt und den Sehern der Weisheit, den sogenannten „Rsis“ durch mündliche Überlieferung Jahrtausende erhalten blieb. Im Laufe der Jahrhunderte wurde das gesammelte Wissen um die Erfahrungen und Beschreibungen früherer Forscher und Denker ergänzt. So kam das gemeinschaftliche Werk einer großen Anzahl erfahrener Ärzte, Philosophen und Heiler zustande. Werke, die heute noch Gültigkeit haben, stammen von den drei Gelehrten Caraka, Sushrata und Vagbhata.

- Caraka Samhita aus dem 1. Jh. V. Chr.
- Sushrata Samhita aus dem 1. Jh. N. Chr.
- Astanga Hrdaya Samhita des Vagbhata aus dem 7. Jh. N. Chr.

Die Buddhisten in Indien (ca. 600 v. Chr. – 1000 n. Chr.) akzeptierten die vedischen Schriften zwar nicht, übernahmen allerdings die Medizin. Sie trugen insofern zur Verbreitung der ayurvedischen Medizin bei, da sie ihre Mönche nach Tibet, Sri Lanka und China ausschickten, so erklärt sich, dass die Heilkunde dieser Länder deutliche Anlehnung an die Ayurveda-Lehren aufweisen. Zu Zeiten türkischer Eroberer (1100-1600 n.Chr.) folgte eine Annäherung an die traditionelle indische Heilkunst, doch mit der Herrschaft der britischen Kolonialherren kam Ayurveda zum Erliegen. Es wurden konsequent alle Institutionen verboten. Ayurveda konnte nur Dank alter Familientraditionen überleben. Heutzutage hat die alte Heilkunst ihren Platz in der Gesellschaft gefunden und ist fester Teil des indischen Gesundheitssystems.

In der ayurvedischen Philosophie herrscht die ganzheitliche Denkweise. Das Leben wird betrachtet als Einheit von Geist, Körper und Seele. Diese drei stützen sich und bilden die Bausteine des Lebens. Der Mensch ist als Ganzes untrennbarer Teil des Universums und sein Wohlergehen ist mit der Gesellschaft und seinem Lebensraum eng verknüpft.

Die „Seele Atma“ ist spiritueller Kern jeglicher Existenz. Ohne die Seele gibt es kein Dasein für Körper und Geist. Die Seele ist allgegenwärtig und allwissend. In ayurvedischer Denkweise ist sie frei von jeder pathogenen Störung, im Gegensatz zu Körper und Geist. Durch sie erhält ein Wesen Leben und Bewusstsein.

Der „Geist Manas“ ist das Bindeglied von Denkprozessen, Informationen, Eindrücken, Neigungen wie Abneigungen, sowie des Wach-Traum-Tiefschlafzustandes und sämtlicher unterbewusster Prozesse und Inhalte.

In der westlichen Ideologie steht der „Geist“ häufig für Seele oder Psyche, aber auch Verstand. Die östliche Denkweise grenzt diese Prinzipien jedoch deutlich ab. Ziel ist hier das Erfahren unserer Seelennatur, durch die Dinge objektiv und die falschen Identifikationen erkannt werden können.

Der grobstoffliche „Körper Sharira“, die sichtbare Form, in der sich die Seele entfalten und ausbilden kann. Nach Ayurveda ist die Ursache für jedes Leid die Anhaftung bzw. die Identifikation mit Körper, Geist und

Sinnenorganen. Anhaftende Taten und Begierden führen zu einem Kreislauf von Wiedergeburten, die sich ständig wiederholen, da sich Seele, Körper und Geist immer aufs Neue verbinden.

Kann diese Anhaftung überwunden werden, wird dem Leid die Basis entzogen. Die Seele wird befreit und der wiederkehrende Reigen der Wiedergeburten kann beendet werden. Dieses ist die größte Aufgabe unseres Lebens.

Das Leben als komplexes, sensibles Konstrukt mit vielfachen Aspekten und Verkettungen wird im Ayurveda detailgetreu beschrieben, um die Förderung und Erhaltung der Gesundheit, wie auch die Behandlung von Krankheiten und Beschwerden möglich zu machen.

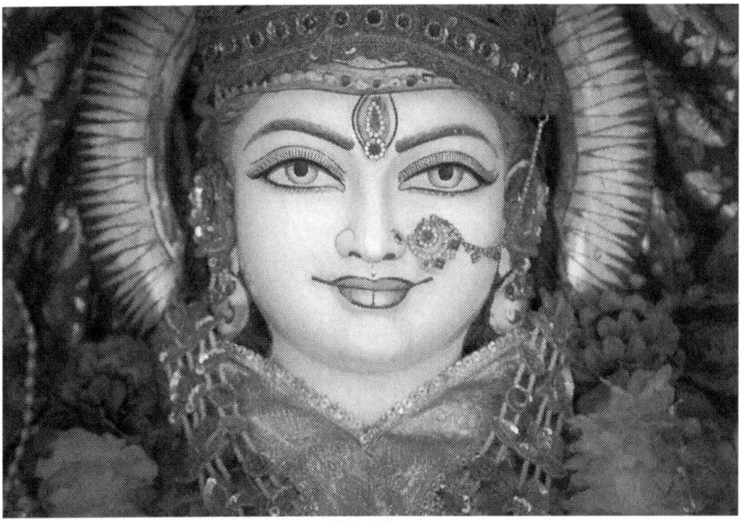

Nr. 40

Moral und Ethik im Ayurveda

„Sadvritta“ heißt „rechtes Verhalten“ gemäß ethisch-moralischer Werte. Die Anwendung im Alltag fördert Verständnis, Hilfsbereitschaft und Toleranz.

Der Ayurveda formulierte sein Menschenbild so:

„Alle Aktivitäten der Wesen dienen dazu, Glück zu erlangen und Leid zu vermeiden. Aufgrund des Unterschiedes zwischen Erkennen und Nichterkennen aber gliedern sich die Aktivitäten in Wege und Abwege“.

Von Natur aus gibt es keine bösen Menschen, doch unter gewissen Umständen wie Ausgrenzung, Armut, Gewalt, Enttäuschung, mangelnde Wertschätzung oder Bildung können dunkle Gedanken reifen und zu leidbringenden Taten führen.

Der Ayurveda fordert auf, jeden Menschen ungeachtet der Herkunft, Hautfarbe oder Anschauung mit Toleranz, Respekt und Hilfsbereitschaft zu begegnen. Das ist nicht immer leicht, aber ohne Alternative. Die Kraft der Liebe wirkt immer stärker als die von Hass und Vergeltung. Unter der Bezeichnung „Achara Rasayana“ existieren im Ayurveda genaue Regeln für ein Glück und Harmonie erzeugendes Verhalten und Handeln.

Hier ein Auszug aus der „Charaka Samhita“, der ayurvedischen Bibel:

„Man sollte weder ungeduldig noch forsch an die Dinge herangehen;

man sollte für einen angemessenen Unterhalt von abhängigen Personen besorgt sein;

man sollte seine Freude mit anderen teilen;

man sollte keinen unbequemen Charakter, Benehmen oder Erkrankung haben;

man sollte weder von anderen abhängig sein noch allen misstrauen;

man sollte nicht ständig zu pedantisch sein;

man sollte nicht die Gewohnheit entwickeln, alles zu verschieben oder sich, ohne Nachforschung, auf etwas stürzen;

man sollte nicht zum Sklaven seiner Sinne werden oder seinem unstetigen Geist freien Lauf gewähren;

man sollte weder Intellekt, Sinne oder Geist übermäßig belasten;

man sollte nicht versuchen, zu viele Dinge auf einmal zu erledigen;

man sollte nicht aufgrund von Wut oder Freude Sachen unternehmen;

man sollte nicht ständig Kummer leiden;

man sollte aufgrund von Erfolg nicht eingebildet noch aufgrund von Misserfolg verzweifelt werden;

man sollte sich immer an seine eigene Natur erinnern;

man sollte sich immer der Wechselbeziehung von Ursache und Wirkung bewusst sein und entsprechend handeln;

man sollte nicht von seinen eigenen Handlungen übermäßig voreingenommen sein;

man sollte den Mut nie aufgeben und Beleidigungen vergessen."

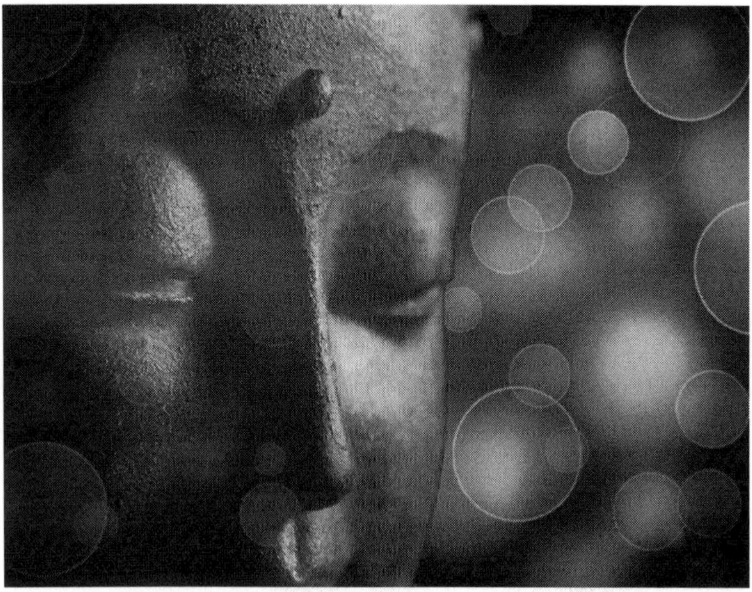

Nr. 41

Ayurveda und die Gesundheit

Wann ist der Mensch rundum gesund? Aus westlicher Sicht bedeutet Gesundheit das Nicht-Vorhandensein von Krankheiten. Anders im Ayurveda – hier heißt Gesundheit im Einklang zu sein mit der Umwelt und sich selber, nur so kann die ganze Lebensenergie zur Wirkung kommen. Gesundheit ist individuell und hängt von der psychischen wie körperlichen Verfassung der jeweiligen Person ab. Im Klartext heißt das, dass nur der wohlauf ist, der in Harmonie mit dem „Selbst" lebt, achtsam mit sich umgeht und die Bedürfnisse erkennt.

Von diesen wie noch einigen anderen Faktoren hängt der optimale Gesundheitszustand ab. Aus ayurvedischer Sicht besteht jeder Mensch aus den drei Lebenskräften Vata, Pitta und Kapha, den sogenannten „Doshas". Die im Gleichgewicht/Ungleichgewicht befindlichen Doshas sind maßgebend für die Prozesse im Körper und damit verantwortlich für den Grad der Gesundheit oder Krankheit.

Disharmonien der Doshas werden bedingt durch negative Aspekte wie ungesunder Lebensstil im Allgemeinen, also schlechte Ernährung, fehlende Bewegung, Überforderung, Stress, Umweltgifte, unzureichender Schlaf, Traumata oder auch die genetische Veranlagung. Ungünstige Dispositionen können Erkrankungen verursachen.

Ein wesentlicher Punkt der ayurvedischen Medizin ist vorausschauendes Handeln, also das Vermeiden von Krankheiten.

Meditation - Achtsamkeit – Gegenwärtigkeit

Der Geist ist fortwährend damit beschäftigt, Gedanken zu produzieren. Manche haben mit Erinnerungen zu tun, andere mit Wünschen, Hoffnungen oder auch Befürchtungen für die Zukunft. Beide haben eine Gemeinsamkeit, sie haben keinen Bezug zur Gegenwart. Unbemerkt zahlen wir dafür einen Preis – wir verhindern Achtsamkeit, Konzentration, Engagement und soziale Kontakte. Die Kraft des „Hier und Jetzt“ bleibt im Verborgenen.

Unsere Aufmerksamkeit beinhaltet die Fähigkeit zu Konzentration und Achtsamkeit. Sie kann sich auf die Innen- und Außenwelt beziehen. Gegenwärtigkeit ist die Basis der Eigenwahrnehmung und zudem Gegenpol für ein Leben in Vergangenheit oder Zukunft.

Achtsamkeit verbindet die Aufmerksamkeit mit der Bereitschaft für alles, was „Jetzt“ geschieht. So bleiben wir neugierig, flexibel, offen und nicht urteilend – uns und unserer Umgebung gegenüber.

- Achtsamkeit ist Grundlage jeder Meditation
- Ohne Achtsamkeit ist Meditation nicht möglich.

Im Hinduismus zählt die Meditation zu den zentralen Praktiken der Selbst- und Weitererkenntnis. Sie kann zu Entspannung und innerer Ruhe führen, wie auch zu der Abkehr von Täuschung über das eigene „Selbst“ und die Welt. So hat die Meditation das Potenzial, präventiv und auch therapeutisch zum körperlichen und geistigen

Wohlbefinden beizutragen. Unterschieden wird zwischen der aktiven und passiven Meditation. Die aktive Form erfordert körperlichen Einsatz, die passive wird in Stille und vollkommener Ruhe vollzogen. Letztlich zielen beide Formen auf den Zustand „Achtsamkeit“ ab. Der Buddhismus beschreibt die Achtsamkeit als völlige Aufmerksamkeit, die auf nichts Bestimmtes gerichtet ist und weder wertet noch handelt. Der Meditierende befindet sich also in einer rein beobachtenden Position, z.B. bemerkt er einen Schmerz, bleibt aber distanziert davon. Er bewertet ihn nicht, er handelt nicht, sondern beobachtet nur. Vielleicht stellen sich auch Gedanken ein, auch sie werden nicht aufgegriffen und weitergedacht oder veranlassen eine Handlung. Sie werden nur beobachtet und weitergeschoben. Die Meditation führt also zu einer Distanz von Körper, Seele und Umwelt.

Der Meditierende befindet sich quasi in einem erhabenen Zustand, was aber auch bewirkt, dass er sich stark mit Allem vereint fühlt. Hier wird die hinduistische Lehre begreifbar – das wahre „Selbst“ ist weder Körper noch Geist noch das Zusammenspiel dieser Komponenten. Gefördert wird die Kenntnisnahme in die Wahrheit von „Selbst und Welt“ – sie ist eine Methode zur Selbsterkenntnis. Meditation hilft, den Beobachter zu formen, der die Gegebenheiten des Lebens sieht, ohne sich damit zu identifizieren oder beeinflussen zu lassen. Dieser Vorgang ist heilsam, befreit und lässt die wahre Natur und ihre Kapazitäten erkennen.

Darüber hinaus können andere Fähigkeiten, wie z.B. Akzeptanz, Toleranz usw. geschult werden.

Anleitung zur einfachen Meditation

Eine Funktion, die im Allgemeinen nur wenig Beachtung findet, ist dabei von großer Bedeutung – die Atmung. Kaum jemand weiß, wie er atmet – schnell, langsam, tief oder flach, gleichmäßig oder unregelmäßig. Man achtet nicht speziell darauf, der Körper atmet eben, um mehr braucht man sich nicht zu kümmern. Die Atmung ist jedoch ein Instrument, das gezielt eingesetzt werden kann. Atmen bedeutet mehr, als Sauerstoff in die Lungen zu pumpen.

Die Atemübung:

Achten Sie bewusst auf die Atmung. Verändern Sie sie nicht. Wie atmen Sie? Tief, flach, regelmäßig? Wie lange atmen Sie ein und aus? Schließen Sie die Augen und achten Sie auf Ihren Atem. Fokussieren Sie sich ganz darauf.

Behalten Sie diese Übung über eine gewisse Zeit mit geschlossenen Augen bei. Beobachten Sie weiterhin. Dies ist der zentrale Punkt des Meditierens. Beobachten – nicht werten – nicht handeln.

Beobachten Sie nur Ihre Atmung. Wie fühlen Sie sich?

Die Bauchatmung:

Für tiefe Entspannungen und eine bessere Sauerstoffversorgung bietet sich die Bauchatmung an. Die Atemtechnik hat ihren Namen daher, dass sich der Bauch beim Atmen hebt und senkt. Das wiederum bewirkt, dass die Lungen stark mit Luft gefüllt werden, dadurch das Zwerchfell nach unten gedrückt und beim Ausatmen wieder angehoben wird. Diese Art der Atmung ist nicht nur gesünder, weil sie zur Entspannung beiträgt, auch der Blutdruck kann gesenkt und die Verdauung gefördert werden.

Die Übung: Setzen Sie sich bequem, aber aufrecht und ohne sich anzulehnen, auf einen Stuhl. Legen Sie beide Hände auf den Bauch, die Fingerspitzen sollten sich berühren. Atmen Sie nun so ein, dass die Hände sich heben und der Bauch sich vorwölbt. Diese Übung stärkt auch den Beckenboden und wirkt so gegen Inkontinenz.

Beruhigende Atmung

Setzen Sie sich wieder bequem und aufrecht hin – Sie möchten entspannen. Atmen Sie durch die Nase ein, verändern Sie dabei die Atmung nicht, atmen Sie so, wie Sie es immer tun. Atmen Sie ca. 4 Sekunden ein – jetzt ca. 8 Sekunden langsam durch den Mund ausatmen. Spitzen Sie dabei die Lippen und lassen den Luftstrom sanft hinaus – nicht pressen! Schon nach einigen Minuten stellen sich Ruhe und Entspannung ein.

Die einfache Achtsamkeits-Meditation

Wer kann, sollte im Lotussitz sitzen. Ist es nicht möglich, bedeutet es aber keinen Beinbruch. Stattdessen funktioniert es auch im Schneidersitz. Nutzen Sie ein Kissen o.ä., es soll bequem sein. Legen Sie die Hände auf die Oberschenkel. Nun achten Sie auf Ihren Atem, beeinflussen Sie ihn nicht. Atmen Sie, wie Sie immer atmen, beobachten Sie weiterhin, aber bewerten Sie nicht. Einfach weiteratmen und weiter beobachten. Es wird etwas geben, das Sie ablenkt. Vielleicht sind es Geräusche oder es ist zu warm, zu kalt, zu unbequem. Schweifen Ihre Gedanken ab zum nächsten Termin oder erwarten Sie Gäste? Das Abschweifen ist sogar begrüßenswert, es eröffnet die Möglichkeit zum Training. Lassen Sie sich nicht von Ablenkungen vereinnahmen. Sie brauchen nicht reagieren, Sie müssen nichts tun, nicht sprechen, nicht denken, nur atmen – seien Sie nur der Beobachter. Wie fühlen Sie sich? Bei häufiger Wiederholung dieser Übung werden Sie die Vorteile erfahren:

- Schmerzen verstehen, aber sich nicht von ihnen beherrschen lassen.
- Enger Zusammenhalt, Aufmerksamkeit verbindet mit Familienmitgliedern, Freunden usw.
- Stressabbau durch Achtsamkeit funktioniert, weil innere Funktionen auf emotionaler und psychischer Ebene gefördert werden.
- Meditation schärft die Konzentrationsfähigkeit.
- Meditation reduziert das „Kopfkino“.
- Meditation fördert höhere Kreativität.
- Der Körper wird leistungsfähiger durch Achtsamkeit, Atmen und Verhaltenstraining.

Yoga im Ayurveda

Yoga ist die Technik, mit sich selbst im Einklang zu leben. Es beschreibt den Zustand des klaren Geistes und kräftigen Körpers sowie den Weg dorthin. Regelmäßige Übungen bedeuten unendlich viele Vorteile für den Menschen.

- Yoga stärkt Koordinationsfähigkeit, Kraft, Ausdauer, Flexibilität

- bringt den Stoffwechsel in Schwung

- beugt Herz-Kreislauferkrankungen vor

- stärkt den gesamten Bewegungsapparat und das Nervensystem

- fördert die Verdauung und den Schlaf.

Wie Yoga den Körper stärkt, beeinflusst es auch den Geist im Zeitalter von Stress und Hektik. Durch Achtsamkeit, Bewegung und koordiniertes Atmen wird die Selbstwahrnehmung überprüft und so Voraussetzungen geschaffen, eingefahrene Verhaltensmuster zum Positiven zu ändern.

Yoga wirkt auf die Psyche jedes Einzelnen, besonders beim Gefühl, den Kontakt zu anderen Menschen und der Umwelt verloren zu haben und quasi entwurzelt zu sein. Yoga hilft, mit sich selber und der Umgebung ins Reine zu kommen und Erdung wiederzuerlangen.

Kurzum, während die Beweglichkeit, Kraft und Ausdauer geübt wird, erfährt der Geist den Impuls, negative Gedanken zu erkennen und auszusondern.

Yoga ist übrigens sehr anpassungsfähig. Auch Menschen im Rollstuhl, mit Parkinson-Syndrom, MS o.ä. können Yoga ausüben. Bei gesundheitlichen Einschränkungen wie Bandscheibenvorfall, Bluthochdruck usw. sollte vorher ein Arzt konsultiert werden. Für Schwangere und nach der Geburt gibt es spezielles Schwangeren- und Rückbildungs-Yoga.

Drei verschiedene Yoga-Stile

Hier gibt es für jeden Geschmack etwas, nach Lust und Laune kann geübt werden. Ob schweißtreibend, fließend, sanft, meditativ, therapeutisch oder ekstasisch und wild – alles existiert nebeneinander und es kann ausprobiert werden, was am besten passt.

Die Hauptrichtungen:

- Ashtanga Yoga – gilt als härtester Yoga-Stil, viele schwören darauf, anderen ist er zu anstrengend.

- Anusara Yoga – ein moderner Stil, auch als der „Herzöffnende“ bekannt. Bei Anfängern sehr beliebt.

- Iyengar Yoga – wohl der wichtigste und prägendste aller Yogastile – sehr streng in der Ausrichtung. Zum Zuschauen: https://www.yogaeasy.de/yogastile/iyengar

- Jivamukti Yoga – mehr als ein Yogastil, eher ein Lebensstil, eine erfolgreiche, beliebte Methode. Die Säulen des Jivamukti sind Gewaltlosigkeit, Hingabe, Zuhören, Studium der klassischen Texte, Verbund zur spirituellen Einheit.

- Kundalini Yoga – hilft durch Atemübungen und Meditation, den Alltag flexibel und gelassen zu werden. Der Yoga der Energie.

- Yoni Yoga – Die meditative Annährung mit gleichzeitiger Sicht auf die Anatomie.

- Sivananda Yoga – besteht immer aus Meditation, Mantras, Atemübungen und besonders intensiver Schlussentspannung.

Möglichkeiten gibt es also wie „Sand am Meer“. Es hilft „Probieren geht über Studieren“. Ein Stil ist nicht besser als der andere, es gibt nur besser geeignete für die jeweilige Person. Dasselbe gilt für Yogalehrer- und -Schulen. Recherchieren und Übungsstunden vereinbaren und dann hilft oft, auf das Bauchgefühl zu hören.

Der Aufbau einer Yoga-Stunde (in der Regel)

Verbindliche Regeln gibt es nicht, doch einige Prinzipien und klassische Baustein gehören dazu:

- Meditation – Atemübung oder Sitzen in Stille

- Pranayama – Atemübungen, die „Prana“ (den Energiefluss) in Gang setzen

- Asana – Übungen zur Mobilisierung von Wirbelsäule, Muskulatur und Bindegewebe, sowie Anregung des Stoffwechsels

- Mantra – Anfang und Ende der Stunde werden zumeist in Stille, bzw. durch das Singen des Mantras „Om“ begangen

- Savasana – die Tiefenentspannung am Ende der Übungen, so können Körper und Geist die Anstrengung absorbieren.

Yoga ist keiner Religion zugehörig, sondern praktische Lebenshilfe. Yoga bietet die Grundlage für persönliche Entwicklung und stetiges Wachstum. Wohin der Weg führen soll, muss jeder selbst bestimmen.

Einige Yoga-Übungen, die jeder ausprobieren kann

Es sind drei Übungen, die auch für Einsteiger geeignet sind, kaum Vorkenntnisse erfordern und auch bei eingeschränkter Fitness zu bewältigen sind.

Der Baum

1. Sie stellen sich aufrecht und gerade hin, halten die Füße beschlossen und schließen kurz die Augen.

2. Nun strecken Sie die Arme so weit wie möglich zur Seite aus.

3. Verlagern Sie ihr Körpergewicht auf das rechte Bein.

4. Sie heben den linken Fuß an und drehen das linke Knie nach außen.

5. Den linken Fuß legen Sie jetzt auf der Innenseite des rechten Oberschenkels ab.

6. Nun die Arme etwas angewinkelt nach oben strecken und die Handflächen aufeinander legen.

7. Spannen Sie den Körper etwas an und halten Sie diese Position für einige Sekunden.

8. Die Position wiederholen sie mit der anderen Seite.

Das Dreieck

1. Sie grätschen die Beine auseinander und nehmen so einen breitbeinigen Stand ein.

2. Den rechten Fuß nun nach außen drehen.

3. Ihren rechten Arm strecken Sie zur Seite auf Schulterhöhe aus, ihre Handfläche zeigt nach außen.

4. Nun den linken Arm an der linken Körperseite flach anlegen.

5. Sie atmen aus und dabei beugen Sie den Oberkörper nach rechts. Die rechte Hand neben Ihr rechtes Knie legen und den Kopf nach links drehen. Schauen Sie nach oben.

6. Den Oberkörper weiter nach rechts neigen und den linken Arm senkrecht in die Höhe strecken.

7. Ihre rechte Hand legen Sie mit der Handfläche nach unten vor dem rechten Fuß auf den Boden.

8. Die Position einige Sekunden halten und die Übung mit der anderen Seite wiederholen.

Die Kobra

1. Sie legen sich flach auf den Boden, strecken Arme und Beine nach hinten, dabei zeigen die Handflächen nach unten.

2. Die Fußrückseiten nun flach auf den Boden legen, die Sohlen zeigen nach oben.

3. Jetzt mit der Stirn den Boden berühren.

4. Die Hände stützen Sie neben dem Körper auf Bauchhöhe auf, dann winkeln Sie die Arme an.

5. Spannen Sie die Muskeln an und heben den Oberkörper etwas vom Boden ab.

6. Sie richten die Arme leicht auf und drücken den Oberkörper weiter vom Boden weg. Die Ellenbogen sollten sich dicht am Körper befinden.

7. Den Kopf legen Sie leicht in den Nacken und schauen nach oben.

8. Halten Sie diese Position für einige Sekunden.

Chakren – die Verbindungstore zu den Kraftzentren

Die sieben Chakren werden im Ayurveda und Yoga für Wesen und Gemüt eines Menschen verantwortlich gemacht. In ihrem Verlauf vom Fuß, der Wirbelsäule bis zum Kopf repräsentieren sie die verschiedenen Charakteristika einer Person. Jedes Chakra ist speziell, physisch sind sie nicht wahrzunehmen, jedoch kann man sie sich vorstellen als ineinander greifende Räder, die das Physische und das Emotionale verbinden.

Sind alle Chakren im Einklang, ergibt sich zwischen physischer und energetischer Präsenz eine starke Verbindung. Sind Chakren blockiert, kann es zu Krankheiten führen. Die Ursachen von Blockaden sind vielfältig. Schon „Kleinigkeiten“, aber vor allem Stress können Disbalancen verursachen. Um Blockaden zu lösen, ist es notwendig, die Chakren zu verstehen. Jedes Chakra hat eine Funktion.

Die Chakren vom Ursprung an:

1. Chakra= Wurzelchakra – reguliert das Überleben
2. Chakra= Sakralchakra – reguliert die Kreativität
3. Chakra= Solarplexuschakra – reguliert das Selbstvertrauen
4. Chakra= Herzchakra – reguliert die Emotionen
5. Chakra= Halschakra – reguliert den Ausdruck
6. Chakra= Stirnchakra – reguliert die Intuition
7. Chakra= Kronenchakra – reguliert die Spiritualität.

Sobald Sie spüren, dass die Chakren sich nicht in der „Waage“ befinden, sollten Sie handeln. Meditationen und Yoga sind ausgezeichnete Methoden, um Körper, Geist und Seele wieder in Einklang zu bringen.

Besondere Hilfe bietet in dieser Situation die ayurvedische Reinigung und Entgiftung!

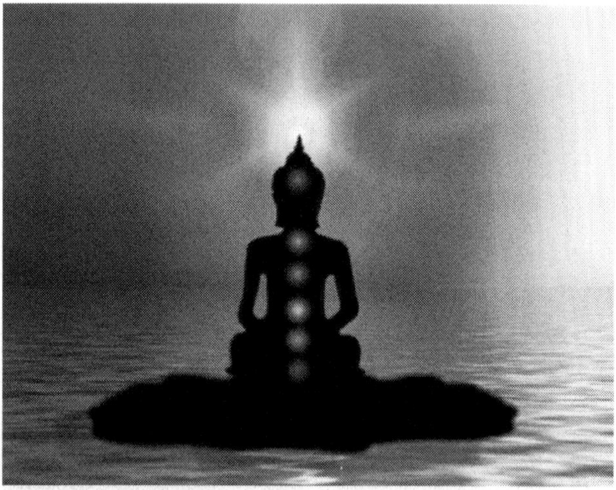

Nr. 42

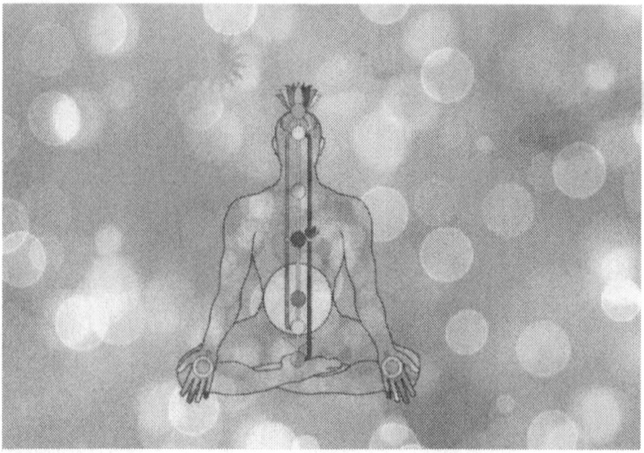

Nr. 43

Die Doshas

Der Begriff stammt aus dem Sanskrit und bedeutet wörtlich „Fehler“, wird aber auch übersetzt mit „das, was Probleme verursachen kann“.

1.) Vata bedeutet „sich bewegen“ und regelt die Bewegungsabläufe des Körpers. Vata unterstützt die bewussten, wie die unbewussten Bewegungen und die geistigen Aktivitäten. Zuzuordnen sind also die Bewegung der Glieder, der inneren Organe und das Nerven-system. Vata ist verantwortlich für den Körperaufbau, das Gewebe und die Kreislauf-regulation. Vata entstammt den Elementen Luft/Äther und wird mit dem Prinzip „Veränderung“ verknüpft.

2.) Pitta steht im Sanskrit für „erwärmen“. Pitta trägt die Verantwortung für das Verdauungs-system, die Stoffwechselprozesse und sämtliche biochemischen Vorgänge im menschlichen Körper. Aus den Elementen Wasser und Feuer bestehend, ergibt sich ein enger Zusammenhang mit der Sonne und der Sonnenenergie.
Das Prinzip von Pitta beruht auf „Umwandlung“.

3.) Kapha, wörtlich übersetzt „zusammenhalten“ und zwar die Körperstärke sowohl in physischer wie in psychischer Hinsicht. Dazu gehört die Stabilisierung des Abwehrsystems wie die Regulierung von Körperflüssigkeiten. Kapha ordnet man den Elementen Erde und Wasser zu.

Solange die drei Doshas (Funktionsprinzipien) Pitta, Vata und Kapha ausgeglichen an ihrem Platz funktionieren, ist der Mensch gesund. Doch kann es durch Faktoren wie Stress, Umwelteinflüsse, ungünstige Ernährung usw. dazu kommen, dass sich eins, evtl. auch mehrere Doshas an einem Platz ansammeln. Es ist ein Ungleichgewicht entstanden, das sogenannte

- „Samcaya", oder 1. Stadium

- „Prakopa", bedeutet Verschlimmerung bzw. 2. Stadium

- „Prasara", das 3. Stadium. Angesammelte Doshas zirkulieren im Körper. Es werden ungenaue Symptome wie allgemeines Unwohlsein wahrgenommen.

- „Sthanasamsraya", das 4. Stadium oder auch „Lokalisation". Das gestörte Dosha setzt sich fest und wirkt störend auf verschiedene Organe und Gewebe. Es spielen auch Stoffwechselrückstände (Ama) eine wichtige Rolle.

- „Vyakta", das 5. Stadium, hier manifestieren sich Störungen als festes Krankheitsbild. Die negative Verknüpfung von Ama und dem gestörten Dosha stört die normalen Funktionen der Organe und Gewebe empfindlich.

- „Bheda" bedeutet Komplikation. In diesem Stadium kommt der finale Krankheits-verlauf zum Ausdruck. Nicht nur einzelne Organe sind betroffen, sondern auch umliegende Systeme sind in Mitleidenschaft gezogen. Erst die Stadien 5 und 6 sind von der Schulmedizin erkennbar.

Dementsprechend teuer und aufwändig sind die Therapien. Eine Behandlung in diesem Stadium erweist sich schon als schwierig.

Werden schon früh Ungleichgewichte erkannt und mit meist einfachen Maßnahmen behoben, verhindert das zuverlässig Wachstum und Ausbruch von Erkrankungen.

Ayurveda-Ärzte haben gelernt, durch Methoden wie das Pulsfühlen oder die Zungenbetrachtung einen Einblick in die Konstitution eines Patienten zu erhalten. Je nach Krankheitsstadium werden sie geeignete Maßnahmen verordnen. Dies können Kräuterpräparate, Öle, Reinigungsverfahren oder auch Anpassungen der Tagesroutine oder der Ernährung sein. Je nach Erkrankungsverlauf kann es auch nötig sein, Schulmedizin und Ayurveda zu kombinieren.

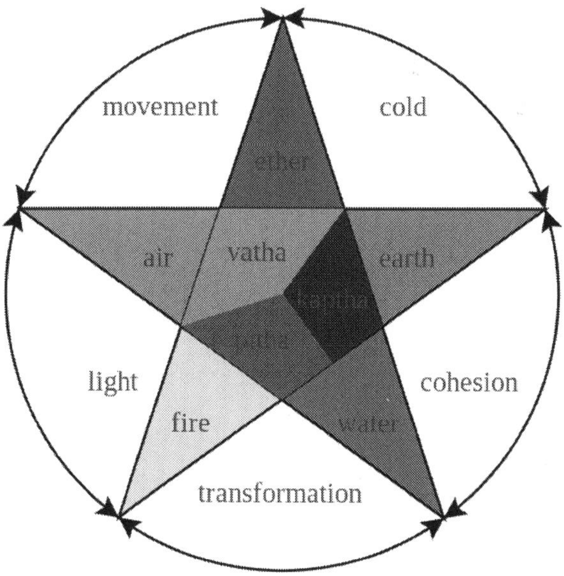

Nr. 44

Der Ayurveda-Typentest

Den Test können Sie sehr gut ohne Unterstützung eines Therapeuten zuhause machen. Er besteht aus verschiedenen Fragen mit je 3 Antworten, bei denen Sie jeweils nur eine Antwort geben dürfen.

Schlaf

1. Ich habe einen leichten und kurzen Schlaf und wache früh auf.
2. Ich schlafe 6-8 Stunden und bin morgens erholt.
3. Ich schlafe sehr tief und sehr lange.

Stress

1. Ich bin ängstlich, nervös und fühle mich unsicher.
2. Ich bin leicht reizbar und werde schnell ungeduldig.
3. Ich bin und bleibe ruhig.

Lernen

1. Wenn ich mich konzentriere, lerne ich schnell.
2. Ich kann mich gut konzentrieren und lerne sehr leicht.
3. Ich lerne nur sehr langsam.

Gedächtnis

1. Ich habe ein gutes Kurzzeitgedächtnis, aber ein eher schlechtes Langzeitgedächtnis.
2. Ich habe ein gutes Gedächtnis.
3. Mein Langzeitgedächtnis ist sehr gut.

Veränderungen

1. Ich passe mich sehr gut an.
2. Ich schaffe Veränderungen, aber es fordert mich sehr.
3. Ich passe mich schwer an, ich mag sie nicht.

Denkweise

1. Ich bin voller Ideen, kann schlecht einen Gedanken greifen, weil meine Gedanken rasen. Mein Denken ist unstet und schnell.
2. Ich plane gerne im Voraus, denke analytisch, kann meine Gedanken überblicken.
3. Ich konzentriere mich meistens nur auf ein Thema. Meine Gedanken sind ausführlich, es dauert, bis ich neue Ideen entwickele.

Körper

1. Ich bin schlank, nicht sehr muskulös, wiege wenig und nehme schwer zu.

2. Ich habe eine mittlere Statur, mein Körper ist gut proportioniert und ich bin mehr oder weniger sportlich.

3. Ich bin kräftig und stämmig, kann schnell Muskeln aufbauen, allerdings nehme ich auch schnell zu und schwer wieder ab.

Haut

1. Trockene, rissige, eher raue Haut.

2. Weiche, warme, angenehme und geschmeidige Haut.

3. Weiche, jedoch auch kalte Haut, die leicht fettig und blass ist.

Haare

1. Dünnes, trockenes und widerspenstiges Haar, das schwer in Form zu bringen ist.

2. Dünnes Haar, das bereits früh ergraut ist und schon früh licht wurde.

3. Dickes, festes und sehr dichtes Haar.

Nägel

1. Schmale, leicht brechende Nägel.

2. Elastische und eher durchschnittliche Nägel.

3. Breite und feste Nägel. 3

Hände

1. Schmale und längliche Hände.

2. Eher runde Hände. 2

3. Fleischige, kräftige Hände.

Essen

1. Ich mag vor allem warme Mahlzeiten, die salzig, süß oder sauer sein können. 1

2. Ich esse gerne kalte Speisen, Salate, Rohkost und eher bittere Mahlzeiten.

3. Ich mag warme, scharfe, leichte und trockene Speisen.

Hunger

1. Unregelmäßiger und unterschiedlich ausgeprägter Hunger.

2. Regelmäßiger, starker Hunger. Ich esse sofort, wenn der Hunger kommt. 2

3. Ich habe regelmäßigen, aber eher schwachen Hunger.

Sättigungsgefühl nach dem Essen

1. Sehr unterschiedlich. Obwohl vorher ein starker Hunger da war, bin ich schnell satt.
2. Der Hunger kehrt oft sehr schnell zurück.
3. Ich bleibe nach dem Essen sehr lange satt.

Stuhlgang

1. Manchmal weniger als einmal am Tag, dann eher trocken.
2. Oft mehr als einmal pro Tag, eher flüssig.
3. Regelmäßiger Stuhlgang

Temperaturen

1. Ich mag die Wärme, bin sehr kälteempfindlich.
2. Ich mag es sehr gerne kühl.
3. Ich komme mit allen Temperaturen gut zurecht.

Bewegung und Sport

1. Ich bin aktiv, kann schwer stillsitzen.
2. Ich mag sowohl den Sport als auch die Ruhe.
3. Ich mag Bewegung und Sport nicht besonders.

Stimme

1. Leise Stimme, die sowohl sanft als auch rau sein kann.

2. Durchdringende klare Stimme.

3. Die Stimme ist angenehm tief.

Nun die Antworten 1, 2 oder 3 addieren. Haben Sie überwiegend die 1 gewählt, sind Sie ein Vata-Typ, bei der 2 ein Pitta-Typ und bei der 3 ein Kapha-Typ. Natürlich gibt es auch Mischtypen, bei denen zwei oder sogar alle drei Antworten im Gleichgewicht sind. Mit dem Test können Sie herausfinden, welches Dosha momentan die Vorherrschaft hat und u.U. ausgeglichen werden sollte.

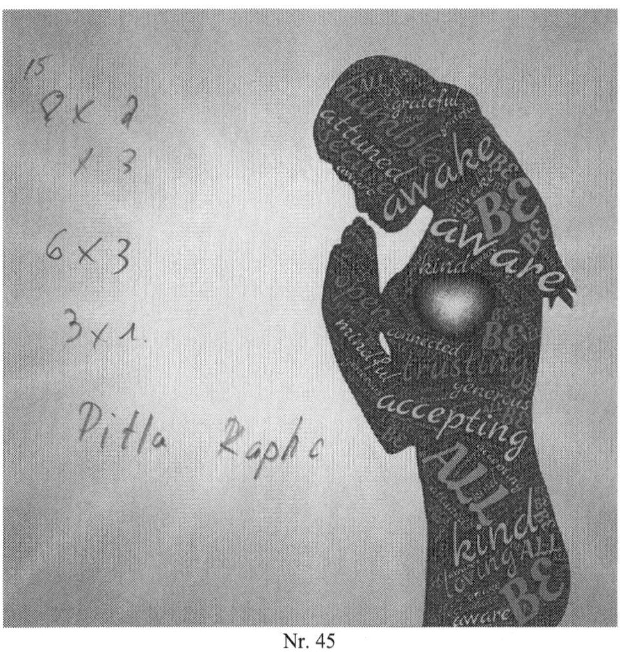

Nr. 45

Die drei Gunas

Die Gunas beschreiben die mentale Ebene des Menschen und nehmen großen Einfluss auf sein Verhalten:

- Sattva-Guna: Reinheit und Licht

- Rajas-Guna: Aktivität und Bewegung

- Tamas-Guna: Trägheit und Dunkelheit.

Man spricht auch von den drei Grundeigenschaften, natürlichen Qualitäten oder Prinzipien:

- Sattva: Liebe, Güte, Tugend, Licht, Erkenntnis, Frieden und Bewahrung

- Rajas: Laster, Leidenschaft, Begierde, Bewegung, Kampf, Entstehung

- Tamas: Sünde, Zerstörung, Unwissenheit, Hass, Dunkelheit und Trägheit.

Diese Eigenschaften wirken überall im Geistigen wie im Materiellen.

Die fünf Elemente

Alle Dinge, die über unsere Sinnenorgane wahrgenommen werden, sind aus fünf Elementen zusammengesetzt

1. Erde (Prthvi) – der Geruch
2. Wasser (Ap) – der Geschmack
3. Feuer (Tejas) – das Sehen
4. Luft (Vaju) – die Tastempfindung
5. Raum/Äther (Akasa)- das Hören.

Beim Menschen kommt noch ein sechstes Element dazu: das Bewusstsein (Cetana).

Die Faustregel besagt, dass alles Wahrnehmbare aus allen Elementen besteht, jedoch einzelne vorherrschen, z.B. Leitungswasser, es enthält auch Anteile der anderen vier Elemente. So ist zu erklären, dass bei längerem Einwirken von Wasser die Haut austrocknet, da auch das Luftelement enthalten ist. Im therapeutischen Verständnis würde man also mit entgegengesetzten Eigenschaften behandeln. Ein Mensch, der unter trockner, kalter Haut leidet, würde dementsprechend mit wärmenden Ölen behandelt.

Der Körper ist nach ayurvedischer Philosophie der

„aus der Kombination der Erweiterungen der fünf Elemente bestehende Sitz des Bewusstsein“.

Die Anteile der Elemente werden wie folgt beschrieben.

- Akasa (Äther) – Gehör, Körperräume und – Öffnungen, Zwischenräume, Kanäle, Feinheit

- Vaju (Luft) – Tastsinn, Aktivität, Leichtigkeit, Bewegung, Trockenheit

- Tejas (Feuer) – Auge, Hautfarbe, Gesichtssinn, Wärme, Schärfe, Zorn, Mut

- Ap (Wasser) – Geschmack, Körperflüssigkeiten, Sperma, Geschmeidigkeit, Weichheit, Kühle

- Prthvi (Erde) – Geruchssinn, Festigkeit der Glieder, Schwere.

Im Ayurveda unterscheidet man strukturelle Anteile von funktionellen Anteilen. Sind sie aus dem Gleichgewicht geraten, können sie Körperstrukturen „verderben".

Zur ersten Gruppe zählt man die sieben Gewebearten, die „Dhatus".

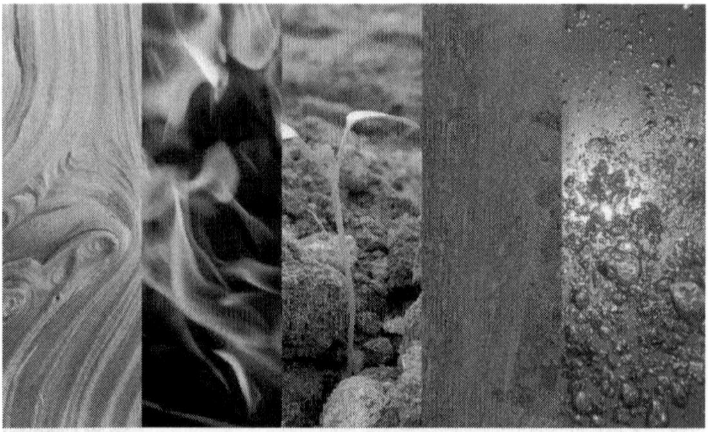

Nr. 66

Die sieben Dhatus

Dhatu beschreibt die Körpergewebe, bzw. die Grundsubstanzen, ihre Eigenschaften und Funktionen.

1. Rasa – Nahrungssaft, Plasma und Ernährung

2. Rakta – Blut, Sauerstoff-Versorgung

3. Mamsa – Fleisch, Muskeln und Bewegung

4. Medas – Fett, Schmierung

5. Asthi – Knochen, Körpervolumen, Stütze

6. Majja – Knochenmark, Nerven- und Verstandesfunktionen

7. Shukra – männlicher Samen, Fortpflanzung, Fortpflanzungsgewebe.

Die Hauptaufgabe der Gewebe ist die größtmögliche Unterstützung des Körpers, um ihm Halt und Stärke zu geben. Wird aber die Begrenzung überschritten, drohen ernsthafte Krankheiten.

Die Dhatus können durch bestimmte Lebensmittel gekräftigt werden, z.B.:

1. Rasa – flüssige Nahrung wie Milch, Fruchtsaft, Wasser, Lassi, auch Joghurt, Feigen und Rosinen

2. Rakta – Möhren, Süßkartoffeln, Rote Bete, Feigen, Rosinen

3. Mamsa – Dhals, Kartoffeln, Getreide, Feigen, Süßkartoffeln

4. Medas – Fette und Öle, Ghee, Süßkartoffeln, Kartoffeln, Rosinen

5. Asthi – Möhren, Mandeln, Datteln, Feigen

6. Majja – Mandeln, Rosinen, Nüsse, Datteln, Möhren

7. Shukra – Milch, Ghee, Nüsse, Datteln, Rosinen.

Die sieben Dhatus funktionieren fehlerfrei, wenn sie mit der Lebensenergie „Prana“ gut versorgt sind, das Verdauungsfeuer „Agni“ aktiv ist und die Dosha-Zusammensetzung passt.

Ist allerdings „Prana“ gestört oder zu viel „Ama“ (Unreinheiten) vorhanden, bekommen die Dhatus Probleme – der Mensch entwickelt Krankheiten.

Ayurveda in der Tagesroutine

Die intensive Körperreinigung

Im Ayurveda spielt die Körperreinigung eine zentrale Rolle, noch mehr als im Westen. Für die morgendliche Prozedur sollte ausreichend Zeit eingeplant werden. Gleich zu Tagesbeginn soll der Körper von schädlichen Stoffen befreit werden, ansonsten können sich, nach ayurvedischer Ansicht, durch das anhaftende „Ama“ Krankheiten entwickeln. Es ist also von großer Bedeutung, Schadstoffe und Verunreinigungen früh zu entfernen:

1.) Gestartet wird, wie auch zumeist in der westlichen Welt, mit dem gründlichen Zähneputzen. Es soll sehr gründlich vorgegangen werden, um alle eventuellen Rückstände zu entfernen. Ayurvedische Zahncreme, die vielfach angeboten wird, ist nicht erforderlich, die üblichen Produkte reichen aus.

2.) Die zweite Maßnahme, die im Westen oft noch ein Schattendasein fristet, ist die Zungen-reinigung. Dazu werden Zungenschaber, vorwiegend aus Metall, benutzt. Der Schaber wird im hinteren Bereich der Zunge angesetzt und nach vorn gezogen. Dieses Abschaben wird drei- bis viermal wiederholt. So kann der über Nacht entstandene Belag gründlich entfernt werden.

3.) Weiterhin wichtig ist die Darmentleerung. Idealerweise sollte sie bald nach dem Aufstehen vonstattengehen, um Schad- und Abfallprodukte zu entsorgen.

4.) Die nächste Region, die es zu reinigen gilt, sind Gesicht und Augen. In den Augen sammelt sich nachts Schleim und Schmutz. Dieser sollte mit frischem Wasser vorsichtig abgetupft werden. Das Gesicht wird mit einem nassen Lappen abgewaschen.

5.) Danach geht es um die Nase und die Nebenhöhlen. Für deren Reinigung ist eine Nasendusche ideal, auch bei Entzündungen oder allergischem Schnupfen. Die Nasendusche wird mit einer lauwarmen Wasser-Salz-Lösung gefüllt. Diese Flüssigkeit durchspült die Nase von einem Nasenloch durch das zweite. Nasenduschen sind in Erkältungszeiten zur Prävention äußerst effektiv. Verschiedene Modelle sind im Fachhandel erhältlich.

6.) Nach ayurvedischem Verständnis steht eine morgendliche Dusche an. Viele Menschen ziehen das Duschen am Abend vor, da es sich besser mit der Tagesroutine vereinbaren lässt. In der Frühe zu duschen soll bewirken, den Körper von allen angesammelten Abfallstoffen der Nacht zu befreien.

7.) Zwei weitere Reinigungsmaßnahmen sind das „Öl-Ziehen“ und die „Nasya-Anwendung“. Zum Ölziehen wird etwa 1 Teelöffel Sesamöl oder anderes hochwertiges Pflanzenöl in den Mund genommen und für einige Minuten hin- und her bewegt, um den Mundraum zu reinigen. Der Zeitraum des „Ziehens“ kann bis auf 20 Minuten ausgeweitet werden. Danach wird das Öl ausgespuckt. „Ölziehen“ hat einen positiven Effekt auf Mundflora und Zahngesundheit. „Nasya-Anwendung“: Öl wird vorsichtig auf die Innenseiten der Nasenflügel geträufelt und/oder leicht einmassiert.

Heißes Wasser trinken – Bedeutung im Ayurveda

Diesen Rat haben schon viele Menschen in ihren Tagesablauf aufgenommen. Doch heißes Wasser ist nicht gleich heißes Wasser, was macht den Unterschied?

Tatsache ist, dass Wasser unser bedeutsamstes Lebensmittel ist. Es transportiert wichtige Nährstoffe, hilft bei der Entsorgung von Abfallprodukten und der Regelung der Körper-temperatur. Die Versorgung mit Mineralstoffen gehört nicht zu seinen Aufgaben, sie werden durch feste Lebensmittel aufgenommen.

In der „Charaka Samhita“ ist festgehalten:

„Das beste Wasser ist leicht adstringent, süß, nicht schleimig, leicht, nicht rau und nicht blockierend.“

Die Einteilung erfolgt nach Himmels-richtung, Jahreszeit, Boden und dem Auffangbehältnis. Regenwasser ist naturgemäß rein, kühlend, gesund, klar, leicht und wohlschmeckend.

Weitere Faktoren: Regenwasser enthält keine Mineralien, Fluss- und Quellwasser sind wenig mineralisiert. Erst industrielle Abfüllungen mit den damit erforderlichen Tiefenbohrungen bewirken die Gewohnheit, Wasser mit erhöhtem Mineralgehalt zu trinken. Wasserexperte B.

Vogl meint dazu:

„Es ist ganz und gar nicht natürlich, mineralisches Wasser zu trinken.“

Fazit: Nach ayurvedischer Auffassung sollte mineralarmes, weiches Wasser konsumiert werden, z.B. „Lauretana“ oder „Hornberger Lebensquell“. Beide Sorten sind ungesättigt und können überschüssige Stoffe aus dem Körper ausleiten. Die Meinung, dadurch könnten wertvolle Mineralien verlorengehen, ist aus wissenschaftlicher Sicht nicht haltbar.

Genauer Indikator für Wasserqualität ist der elektrische Widerstand (Ohm). Die Faustregel, nach dem Hydrologen Prof. Vincent:

„Je höher der Widerstand, desto leichter aufnehmbar ist das Wasser“.

Die richtige Temperatur

Denken Sie sich eine Skala von kalt – kühl – neutral – tiefwarm – heiß.

Neutral = Raumtemperatur, ca. 20°C

Kalt = Kühlschranktemperatur, ca. 5°C

Heiß = kurz nach dem Kochen, fast 100°C, kann nur geschlürft werden, wirkt leicht machend, trocknend, Ama-abbauend – perfekt für Ausleitungen.

Geeignet für Vata-Typ ist tiefwarmes Wasser
Geeignet für Pitta-Typ ist neutrales bis warmes Wasser
Geeignet für Kapha-Typ ist tiefwarmes bis heißes Wasser.

Beim Abkochen des Wassers empfiehlt sich je nach Dosha-Dominanz folgende Intensität: Vata um ein Viertel, für Pitta um ein Drittel, für Kapha um die Hälfte des Wassers einkochen lassen.

Trinkkuren

Sie sind hocheffektiv, leicht umzusetzen und auch noch kostenlos. Sie bewirken:

- die allgemeine Reinigung des Organismus
- Verbesserung von Erschöpfungszuständen, bzw. Müdigkeit
- Die Normalisierung der Verdauung
- Unterstützung bei der Gewichtsabnahme
- Die Entschleimung bei Atemwegserkrankungen.

Die Kurdauer kann 1-4 Wochen betragen, doch auch schon ein Heißwasser-Tag in der Woche hat positive gesundheitliche Aspekte.

Trinken Sie innerhalb der Kur nur heißes Wasser (ca. 2l/Tag) zwischen den Mahlzeiten. Soll die Kur, z.B. wegen gewisser Beschwerden, länger als 4 Wochen andauern, besprechen Sie die Maßnahme unbedingt mit einem erfahrenen Therapeuten.

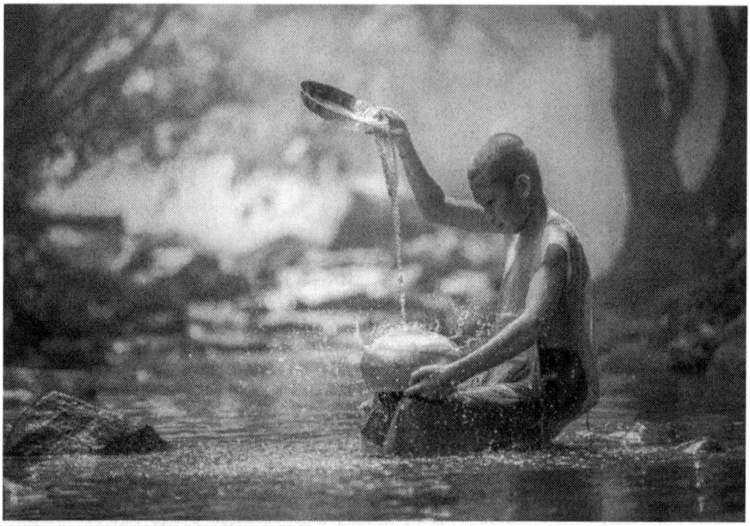

Nr. 67

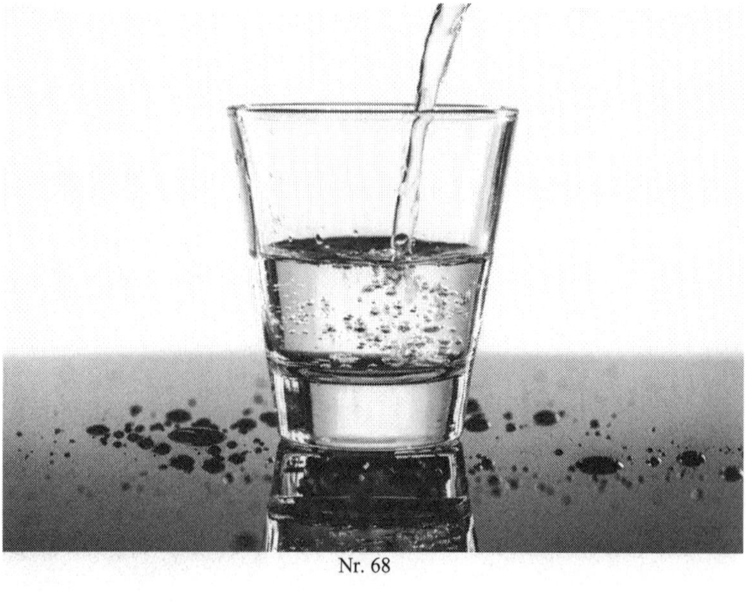

Nr. 68

Nidra – 8 Regeln für gesunden Schlaf

„Der gute Schlaf ist weder Luxus noch Verschwendung. Im Gegenteil, er ist Grundvoraus-setzung für Gesundheit, Leistungsfähigkeit und Wohlbefinden", sagt der Schlafforscher Prof. Dr. Jürgen Zulley.

Darüber hinaus laufen Reparaturmechanismen ab und wichtige Hormone werden ausgeschüttet.

In der Ayurveda-Medizin heißt es:

„Glück und Elend, Nährung und Auszehrung, Stärke und Schwäche, Zeugungskraft und Sterilität, Wissen und Unwissenheit, Leben und Tod – all dies geschieht in Abhängigkeit von angemessenem oder unangemessenem Schlaf (Nidra). Angemessener Schlaf erzeugt Glück und Langlebigkeit."

Wodurch kann der Schlaf verbessert und mehr Erholung in weniger Zeit erreicht werden?

Die ayurvedische Lehre teilt die Nacht in drei Phasen ein:

- Das 1. Drittel nach Sonnenuntergang (Kapha)
- Das 2. (Pitta)
- Das 3. (Vata). Danach geht die Sonne auf.

In der westlichen Auffassung werden drei Phasen unterschieden: Der REM-Traumschlaf, der oberflächliche Schlaf, der mittelfeste Schlaf und der Tiefschlaf. In den ersten ca. 4 Stunden wird der Tiefschlaf erreicht, danach werden die REM-Phasen, in denen wir uns weniger erholen, länger.

Im Tiefschlaf bildet sich das Wachstumshormon STH, welches Fett ab- und Muskeln aufbaut. Es hilft bei der Regeneration von Organen und Geweben, strafft die Haut und gilt allgemein als verjüngendes Hormon.

Das Schlafhormon Melatonin steuert Blutdruck, Herzfrequenz, Körpertemperatur und fördert die Aktivierung von STH. Herrscht Melatonin-Mangel, sinkt STH und der Verjüngungs-mechanismus wird gehemmt. Zudem agiert Melatonin als Radikalenfänger, jedoch wird bei Schlafmangel das antioxidative Potential herabgesetzt.

Zu den Regeln für erholsamen Schlaf

1. Versuchen Sie, den **Grundzyklus** einzuhalten. Stark wechselnde Wach- und Schlafzeiten führen zu weniger Erholung. Zeitumstellungen kosten Energie und stellen eine Stress-belastung dar.

2. **Schlaf vor Mitternacht**. Die Zeit von 22 Uhr bis 02 Uhr ist entscheidend für den Tiefschlaf. Später wird der Schlaf leichter und es können weniger der verjüngenden Hormone ausgeschüttet werden.

3. **6-8 Stunden Schlaf pro Nacht**. Zu kurze Nachtruhe schwächt das Immunsystem und vermindert geistige wie körperliche Leistungsfähigkeit. Übermäßig langer Schlaf dagegen macht benommen (ayurv. „Tamas“) und bringt keinen weiteren Erholungswert.

4. **Der optimale Schlafplatz** muss vollständig abgedunkelt sein. Licht hemmt Melatonin und hält wach. Der Raum sollte gut gelüftet sein, kühl, aber nicht eisig.

   Elektronische Geräte gehören nicht ins Schlafzimmer. Es sollte so geräuscharm wie nur möglich sein. Platzieren Sie den Kopf Richtung Osten oder Süden.

5. **Abends zur Ruhe kommen**. Spannende Filme, Diskussionen oder Surfen im Internet sind keine guten Vorbereitungen auf eine ruhige Nacht. Besser ist eine leichte Abend-meditation, ein ruhiges Gespräch mit vertrauten Menschen und eine Tasse Tee.

6. **Zu späte Mahlzeiten vermeiden**. Essen Sie ca. 4 Stunden vor dem Zubettgehen nicht mehr. Der Körper benötigt einige Stunden zur Verdauung. Bevorzugen Sie ein leichtes Abendessen, zu viele Kohlenhydrate bewirken eine Insulinausschüttung, was das Wachstumshormon STH hemmt.

7. **Abends keinen intensiven Sport mehr**. Sport wirkt anregend (Vata), lässt die Körpertemperatur ansteigen (Pitta) und vermindert Melatonin (Kapha). Abendliche sportliche Aktivitäten (nach 20 Uhr) sind keine guten Schlafförderer. Körperliche Erschöpfung hilft in der Regel schon, besser zu schlafen, doch sollte die „Arbeit" tagsüber erfolgen.

8. **Alkohol reduzieren**. Der „Absacker" hilft u.U. beim Einschlafen, stört aber das Durch-schlafen, die Aufwachphasen werden mehr. Daher gilt „weniger ist

mehr“ und eher Bier als Wein, da Hopfen leicht schlaffördernd wirken kann.

Überfordern Sie sich nicht! Versuchen Sie nicht, alle Punkte gleichzeitig umzusetzen, sondern einen nach dem anderen. Überprüfen Sie nach einigen Wochen den Erfolg und widmen Sie sich dem nächsten Punkt. *„Der Weg ist das Ziel!“*

Ist es trotzdem schwierig, ohne Einschlafhilfen auszukommen, gibt es Mittel, die ohne Nebenwirkungen den Schlaf fördern:

- Teesorten wie Hopfen, Baldrian, Melisse, Lavendel oder Passionsblume.

- „Withania somnifera“ (Ashwagandha), eine wichtige schlaffördernde Pflanze des Ayurveda

- „Tryptophan“-5HTP, die Aminosäure, aus der Melatonin und Serotonin gebildet wird.

Kaffee

Gibt es einen angenehmeren Duft als frisch gebrühten Kaffee? Kaffee ist mit ca. 150 Litern das beliebteste Getränk der Deutschen.

Doch Vorsicht! Fachleute warnen vor übermäßigem Konsum, Kaffee enthält Koffein, ein hochwirksames und hochdosiert giftiges Alkaloid. Es fördert die Adrenalinproduktion, beschleunigt Puls und Atmung, erhöht den Blutdruck und reizt die Magenschleimhaut.

Koffein reduziert das beruhigend wirkende Serotonin, so werden Stress- oder Notfall-reaktionen ausgelöst, obwohl man doch nur ein Päuschen einlegen wollte.

Andererseits belegen Studien auch gesundheitliche Vorteile von Kaffee. Eine Tasse täglich soll beispielsweise:

- das Risiko für Leberzirrhose um ca. 20% senken
- das Darmkrebsrisiko (bei Frauen) vermindern
- vor Parkinson, Alzheimer und Hautkrebs schützen
- das Gedächtnis und kognitive Fähigkeiten verbessern
- Glücksempfindungen und Wohlbefinden steigern (Dopaminfreisetzung).

Die negative Wirkung von Kaffee auf Blutdruck, Cholesterinspiegel und Osteoporose konnte in Gegenstudien teilweise widerlegt werden. Scheinbar ein Streit zwischen Kaffeeproduzenten und Wissenschaftlern, wo es möglicherweise um viel Geld geht? Unklar ist, wer die Studien bezahlt hat.

Auf die Doshas bezogen erhöht Kaffee Vata und Pitta und senkt Kapha. Er stimuliert Agni, klärt die Srotas und aktiviert die Zirkulation. Kaffee fördert kurzfristig die Verdauung, wirkt aber längerfristig austrocknend. Geraten Menschen durch hohen Konsum in körperliche Abhängigkeit, fördert der ständige Alarmzustand Schlafstörungen, Angstzustände, Reizbarkeit,

Depressionen, Hyperaktivität u.v.m. Am Ende der Kette steht die Erschöpfung der Nebennieren.

Der Kaffeegenuss kann also gleichzeitig Heilmittel und Gefahr darstellen. Besonders vorzuheben ist hier die psychotrope Substanz, die Stressreaktionen auslöst, obwohl keine Stressfaktoren vorhanden sind.

Aus ayurvedischer Sicht sollten Menschen, die unter psycho-vegetativen Störungen oder herabgesetzter Stressbewältigung leiden, auf Kaffee besser verzichten. Ayurveda beurteilt Substanzen nie als „gut“ oder „schlecht“, sondern als „zuträglich“ oder „unzuträglich“ – dies gilt in hohem Maße für Kaffee.

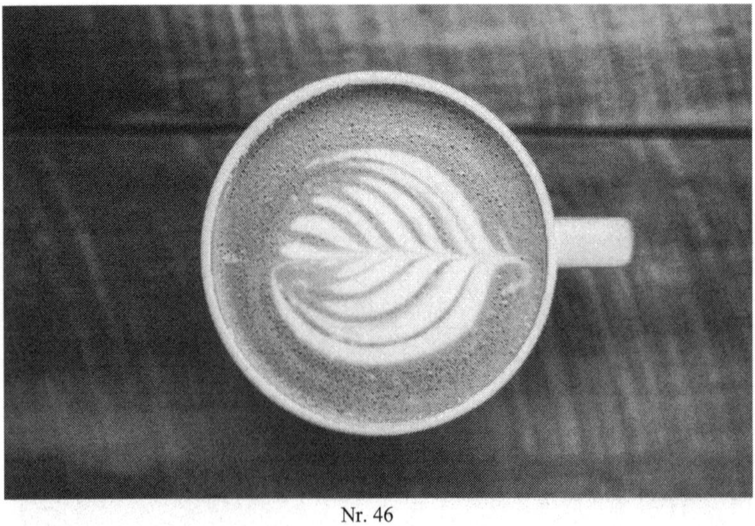

Nr. 46

Rotwein

„Traubenwein wirkt anregend, beglückend, nährend, fördert Kühnheit, Vorstellungskraft, Zufriedenheit. Körperfülle und Stärke, vertreibt Kummer, Müdigkeit und Furcht. Wein ist wie Nektar, wenn von Sattva-dominierten Menschen mit Vernunft und entsprechend gesundheitlichen Regeln getrunken."

Caraka Samhita 1.27

Diese Sätze lassen schon erahnen, welcher hohe Stellenwert den vergorenen Trauben im Ayurveda eingeräumt wurde. Der ayurvedische Wein „Drakshasava" beinhaltet neben Trauben auch Gewürze wie schwarzen Pfeffer, Kardamom und Zimtrinde. Neuere Untersuchungen bestätigen die hohe Bioverfügbarkeit z.B. durch Piperine aus Pfeffersorten. „Drakshasava" gilt als appetit-, verdauungs- und schlaffördernd sowie herzstärkend. Empfohlen wird er bei Schwäche im Alter, Infekten und chronischem Husten. Rotwein, nach heutigen Maßstäben erzeugt, weist eine große Geschmacksvielfalt auf, z.B. Süße durch den enthaltenen Fruchtzucker, Fruchtsäure, Schärfe durch Alkohol und hohe Anteile durch den Tannin-Gehalt. In manchen Sorten lassen sich auch bittere und salzige Komponenten finden. Rotwein hat erhitzende Wirkung, daher wird sein Konsum eher für die kalte Jahreszeit empfohlen. Menschen, die unter neurologisch-psychiatrischen Erkrankungen, Magen-Leber-Bauchspeicheldrüsenerkrankungen, Schleimhautentzündungen, Allergien oder Hautkrankheiten leiden, sollten die Verträglichkeit des Rotweins von einem Ayurveda-Experten überprüfen lassen.

Die Schlüsselsubstanz unter den über tausend Inhaltsstoffen von Rotwein heißt Resveratrol, ein natürliches Polyphenol, das in den meisten Pflanzen vorkommt und ihnen als Schutz dient. Durch Maischegärung werden Polyphenole gelöst, wobei besagtes Resveratrol noch verstärkt wird.

Besonderes Interesse erweckte Resveratrol im Rahmen der Altersforschung und den damit einhergehenden Erkrankungen. Die Substanz täuscht eine Kalorienbeschränkung vor, die bislang als einzige belegte Möglichkeit der Lebensverlängerung durch Aktivierung des Langlebigkeitsgens gilt. Resveratrol kann durch seine ausgewiesenen antioxidativen und antientzündlichen Eigenschaften als Schlüssel zur gesunden Alterung angesehen werden.

Diverse Studien konnten zahlreiche Wirkungen zeigen:

- Krebszelltod
- Schützt das Herz und die Gefäße, reduziert das Risiko für Thrombosen
- Hemmt Wachstum und Speicherung von Fettzellen
- Schützt das Gehirn vor Nervenschädigungen.

Sonnenreiche Tage, kühle, feuchte Nächte und der Verzicht auf Pflanzenschutzmittel sind die besten Voraussetzungen für die Produktion des schützenden Wirkstoffes. Besonders süd-französische und chilenische Anbaugebiete weisen optimale klimatische Bedingungen auf.

Die Kehrseite der Medaille ist der enthaltene Alkohol. Übermäßiger Verzehr wirkt leber- und nervenschädigend, stört die Blutbildung und Fortpflanzungsfähigkeit, hemmt die knochen-bildenden Zellen, führt zu Vitaminmängeln und Problemen im Magen-Darm-Trakt sowie der Bauchspeicheldrüse. Letztlich können sich Denk- und Gedächtnisstörungen einstellen.

Maßhalten ist auch hier die Devise. „Die Dosis macht das Gift“ wusste Samuel Hahnemann. Frauen sollten maximal 150-200ml, Männer höchstens 250mk Rotwein täglich konsumieren, bei zwei alkoholfreien Tagen wöchentlich.

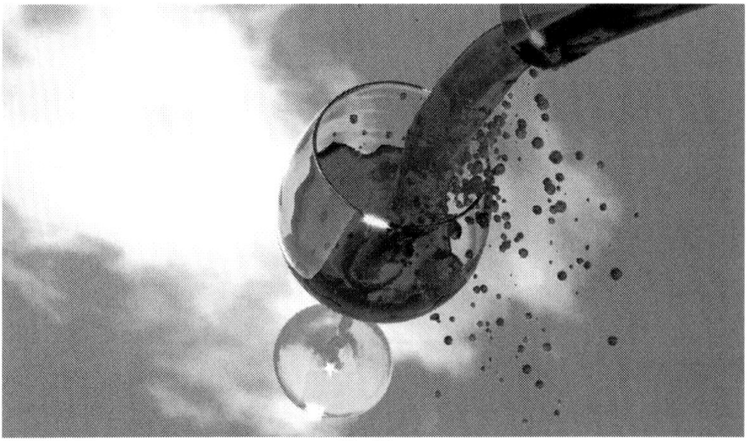

Nr. 47

Bier

„Cervisiam bibat! Man trinke Bier!“ sagte seinerzeit schon Hildegard von Bingen. Sie schrieb dem Gerstensaft bestimmte Heilkräfte zu. Auch heutzutage fehlt das Gebräu bei keiner Feier, beim Fußball oder auch nur zum Feierabend. Doch wie gesund oder schädlich ist es wirklich?

Bier besteht aus Wasser, Hopfen, Malz (meist aus Gerste) und Hefe. Durch das sogenannte Maischen werden wertvolle Stoffe wie die Vitamine B1, B2, B6, B12, Folsäure, Calcium, Magnesium sowie Silizium gelöst. Von großer gesundheitlicher Bedeutung ist der Hopfen. In der Naturheilkunde gilt er seit jeher als Mittel zur Beruhigung, Schlafförderung, Angstlösung und Verdauungshilfe. Das im Bier enthaltene Polyphenol Xanthohumol aus dem Hopfen wirkt entzündungshemmend, antioxidativ und gewissermaßen autopräventiv. Darüber hinaus kann es vor neurodegenerativen Erkrankungen wie Demenz oder Parkinson schützen. Ob die enthaltene Menge im Bier ausreicht, um therapeutisch zu wirken, bedarf näherer Untersuchungen.

Die wichtigsten ayurvedischen Qualitäten sind diese:

- Geschmack (Rasa) – bitter-süß, scharf, herb
- Eigenschaften (Guna) – schwer, träge, feucht
- Effekt nach der Verdauung (Vipaka) – scharf
- Thermische Potenz (Virya) – entscheidend ist der Alkoholgehalt, alkoholreiches Bier erhitzt, alkoholfreies kühlt.

- Dosha-Bezug: Bier ist Vata-senkend und Kapha-steigernd. Alkoholfreies Bier senkt Pitta, alkoholreiches steigert es.

Bitter- und Scharfstoffe stimulieren das Verdauungsfeuer Agni und den Appetit. Trotzdem gilt Bier, besonders in größeren Mengen, als schwer verdaulich. Die Hefe verursacht Ama, also klebrige Rückstände, was man am Geruch und der Konsistent des Stuhl nach feucht-fröhlichen Abenden feststellen kann. Alkoholarmes oder – freies Bier wirkt blutreinigend – höherprozentiges verursacht dagegen Blutverunreinigungen und auf längere Sicht entzündliche Prozesse.

Aus ayurvedischer Sicht liegt das Problem beim Biergenuss an der zu kühlen Trinktemperatur. Sie macht die positiven Wirkungen auf Agni zunichte. Trinken Sie Bier am besten nur in Zimmertemperatur. Je kühler das Getränk, desto größer sollte der Abstand zu den Mahlzeiten sein. Aus ayurvedischer Sicht ist Bier also ein Getränk mit vielen Qualitäten, leider aber auch mit einigen Gefahren. Ayurveda-Therapeuten können Sie beraten, welche Sorten und Mengen für Sie individuell geeignet sind.

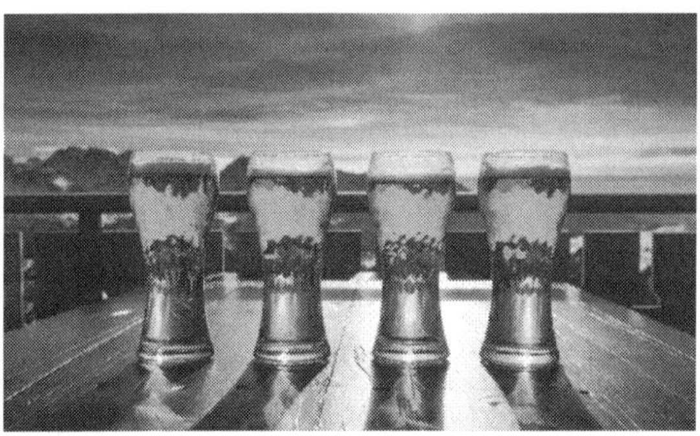

Nr. 48

Die Entgiftung und Reinigung im Ayurveda

Die Auffassung, dass eine innere Reinigung dem Menschen gut tut und sie dem Körper ermöglicht, abgelagerte Stoffe auszuscheiden, hat eine lange Tradition in vielen Kulturen. Durch solche Perioden können Zellen, Organe und Gewebe lange gesund und leistungsfähig erhalten werden. Im Ayurveda gibt es für die Reinigung, Entgiftung und Stärkung ausgereifte Prozeduren, von denen Panchakarma, die „königliche Kur" wohl die bedeutendste ist.

Eine im Alltag durchgeführte Kur zuhause kann sehr hilfreich sein, doch sollte dafür eine gewisse Auszeit eingeplant werden, damit sich die Wirkung entfalten kann. Nebenher und auf die Schnelle lässt sich wenig erreichen. Es eignen sich im Grunde alle Jahreszeiten für eine Reinigung, doch ist die Frühlingskur, gleichzeitig mit dem Erwachen der Natur, eine gute Idee.

Wozu dient die Entgiftung?

Schädliche Substanzen und Stoffansammlungen gelangen auf unterschiedliche Weise in unseren Körper, seien es durch Umwelt, Ernährung oder chemische Prozesse im Organismus. Im Ayurveda hat die Entgiftung einen wesentlichen Anteil an der Erhaltung der Gesundheit. „Ama" ist das zentrale Konzept, wenn es um Ver- und Entgiftungen geht. „Ama" entspricht den sich angesammelten Stoffen, die der Arzt Otto Buchinger mit „Schlacken" bezeichnete. Buchinger beschrieb Schlacken als Stoffe, die nicht verwertet werden können, deshalb im Körper verbleiben und ihm so schaden. Buchinger entwickelte das Heilverfahren zur Entgiftung, was in der Schulmedizin jedoch umstritten war und teilweise noch ist. Vom naturwissenschaftlichen Standpunkt gesehen, lässt sich aber gegen die Vorstellung schädlicher Ablagerungen wenig einwenden.

Was ist unter „Schlacken“ zu verstehen?

Alle industriell produzierten Lebensmittel mit der geänderten Zusammensetzung aus Kohlen-hydraten, Eiweißen und Fetten, sowie den synthetischen Zusatzstoffen sind fremd für den Körper. Um sie schneller wieder zu entsorgen, produziert er Schleim im Darm, im ungünstigsten Fällen auch sehr viel. So sollen unverdauliche Nahrungsbestandteile, Allergene, Toxine u.ä. umhüllt werden, damit sie, ohne Schäden zu hinterlassen, ausgeschieden werden. Ebenfalls zu den Schlacken zählen Stoffwechselreste, die sich in Zellen und Geweben ablagern können, z.B. Säuren und Salze. Diese tendenziell schädlichen Stoffe müssen über die Lunge, die Nieren, die Haut und den Darm abtransportiert werden. Im zunehmenden Alter funktionieren die Entsorgungsvorgänge im Körper weniger gut, so nehmen Säuren, Toxine usw. in den Geweben zu. Die Gesundheit wird auf diese Weise deutlich beeinträchtigt, z.B. führt überschüssige Harnsäure zum Krankheitsbild Gicht.

„Ama“ – „Unverdautes, das im Körper kleben bleibt“

Ama ist das ayurvedische Gegenstück zu Schlacken. Es ist wesentlich für das Verständnis von Gesundheit und

Krankheit. Ayurvedische Aufzeichnungen beschreiben Ama als das gefährlichste, krankmachende „Agens“ im Körper. Fast alle Beschwerden lassen sich darauf zurückführen. Auf schulmedizinische Krankheitsbilder angewandt bedeutet Ama die Ursache für rheumatische Erkrankungen, das metabolische Syndrom, Nahrungsmittel-unverträglichkeiten, Allergien u.v.m. In der Naturwissenschaft lässt sich der Begriff als erstes mit „Toxin“ übersetzen.

Aus ayurvedischer Sicht entsteht als erstes Verdauungsprodukt „Rasa“ (Nährsaft) und daraus in weiteren Schritten die „Dhatus“ (Gewebe) des Organismus. Wird nun Rasa aufgrund zu schwachen Verdauungsflusses (Aqui) nicht genügend verdaut, sammeln sich unvollständig verdaute Stoffe im Magen an. Ama wird als schwer, klebrig, kalt, übelriechend und unrein beschrieben. Es kann sich aus vielen Gründen bilden, sei es schlechte Ernährung, Stress oder die Feier mit Alkohol. Passiert das hin und wieder, gibt es noch keine Probleme. Ama löst sich wieder, wenn gesund gegessen wird, Bewegung und Schlaf ausreichend sind. Kommt man aber nicht zur gesunden Lebensweise zurück, sammelt sich übermäßig Ama im Körper und wird gespeichert.

Herrscht ein starkes Verdauungsfeuer (Agni) im Körper vor, kann Ama sich kaum ansammeln, daher sieht man ein schwaches Agni als Grund für die Anhäufung von Ama. Umgekehrt ist die Stärkung des Verdauungsflusses die beste Strategie zum Abbau von Ama.

Nach ayurvedischer Lehre wird abgelagertes Ama bedrohlich, wenn es sich mit den Doshas verbindet, dadurch können sich manche Krankheiten entwickeln. Der Fachbegriff ist dann „Amavisha“.

Als Beispiel: Verbindet sich Ama in der Lunge mit Kapha als Hauptsitz, entsteht eine Sorte Amavisha aus zähem Schleim, dem idealen Nährboden für Bakterien und somit Urheber für wiederkehrende Bronchitis.

Das effektive Entfernen von Ama

Mit der Reinigungskur „Shodhana“ lassen sich sämtliche Organe und Gewebe entgiften. Dieses kann als stationäre Kur oder auch ambulant Zuhause geschehen. Diese Methode wirkt besonders bei Bluthochdruck, Übergewicht, Reizdarmsyndrom, Magenschleimhautentzündung und anderen Verdauungsstörungen. Entschlackung sollte regelmäßig erfolgen, wahlweise von Körper und Geist, und sollte ernst genommen werden. Anlass zur Besorgnis gibt es also bei der Verbindung mit mindestens einem der Doshas Kapha, Pitta und Vata mit Ama.
Es gibt zehn Zeichen für mit Doshas verbundenem Ama. Werden fünf oder mehr davon festgestellt, ist es Zeit für eine Reinigung:

1. Srotorodha: die Verstopfung von Körperkanälen

2. Bala Bhramsha: Schwäche

3. Gaurava: Schwere im ganzen Körper oder in einzelnen Körperteilen

4. Anila mudhata: Vata ist nicht aktiv – keine Bewegungen im Körper

5. Alasya: Antriebsschwäche, Lethargie

6. Apakti: die Verdauungsstörung

7. Nishthira: Spuckdrang durch Speichelansammlung

8. Mala Sangha: die Ansammlung der Abfallprodukte

9. Aruchi: Appetitlosigkeit oder Geschmacksverlust

10. Klama: Erschöpfung ohne Anstrengung

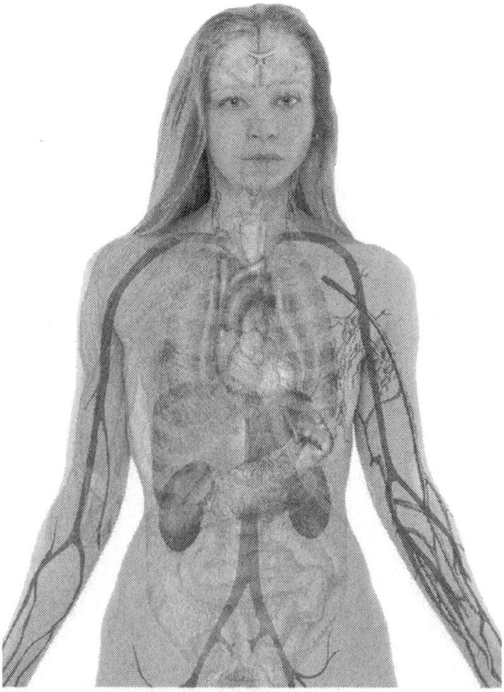

Nr. 57

Panchakarma – die große Entgiftungskur bei erfahrenen Therapeuten

Diese Kur wird individuell der Person und der Situation angepasst. Sie gliedert sich in Vorbereitungsphase (2-4 Wochen), Hauptkur (4 Wochen) und Nachkur (2-4 Wochen). Die Vorbereitung dient zur Lösung von Ama und Doshas, um die Behandlung überhaupt möglich zu machen.

Es gilt als problematisch, betroffene Doshas ohne Vorbereitung durch die Reinigungstherapien Virechana (Abführen), Shodana (Einlauf) und Vamana (Erbrechen) auszutreiben.

Zunächst wird:

1.) Agni durch verdauungsfördernde Mittel verstärkt, um Ama von den Doshas zu lösen. „Trikatu“, die Dreierschärfe aus schwarzem Pfeffer, Langpfeffer und Ingwer ist dabei eine wichtige Gewürzkombination. Es gibt etliche Pflanzen und Gewürze, die das Verdauungssystem stärken, um Ama zu verdauen oder direkt zu verbrennen.

2.) Suehana und Svedana: durch Öltherapien können Doshas weiter vom Gewebe gelöst werden. Mithilfe von Wärme werden die Doshas verflüssigt und an den nächsten Ort der Verdauung gebracht, etwa in den Magen (gestörtes Kapha), den Dünndarm (gestörtes Pitta) oder den Dickdarm (gestörtes Vata).

3.) Letztlich können die gesammelten Doshas durch Erbrechen, Abführen, Nasenspülungen und unter Umständen auch Aderlass durch Blutegel entfernt werden.

Die Kur daheim bei leichten Beschwerden

Als erstes sollte man sicherstellen, nicht weiterhin Ama im Körper zu erzeugen, also

- Starten Sie den Tag mit einem Glas heißen Wasser

- Auch der Aufguss mit der Dreierschärfe „Trikatu“ bringt Schwung. Die einfachste Art der Herstellung: Die Dreierschärfe (gibt es als Fertigprodukt) mit auf 60°C abgekühltem Wasser aufgießen, etwa 10 Minuten mit aufgelegtem Deckel ziehen lassen. Der Ausguss kann ergänzt werden durch Nelken, Koriander, Kreuzkümmel, Zimt, Kardamom oder Senf. Folgende Tees bauen Ama ab: Vacha (Kalmus), Nagarmotha (Nussgras), Pitt Papada (echter Erdrauch) Shunthi (Ingwer).

- Milch und Sahne nicht mit Salzigem, Saurem, Fleisch oder Fisch mischen, z.B. Müsli ohne Obst, zum Milchkaffee kein salziges Brot

- Ghee und Honig nicht in gleicher Menge verzehren

- Joghurt nicht in Kombination mit Zitrusfrüchten

- Kalte Speisen und Getränke nicht mit Heißem gemeinsam

- Wenig Milchprodukte, sie blockieren feine Kanäle im Organismus

- Um die Bewegung anzuregen: abgekochtes Wasser über den Tag verteilt trinken.

Tipps für die Ernährung:

- Feste Nahrung durch Suppen ersetzen (Gemüse, Reis, Kitchari)

- Frisch gepresster Fruchtsaft morgens, warme Milch (1,5%) abends

- Zur Würze geeignet sind: Trikati, Kreuzkümmel, Koriander, Senf, Nelken, Zimt, Kardamom

- Nahrung meiden, die ähnliche Eigenschaften besitzen wie Ama, also schwer, schleimig, kalt, klebrig.

Tipps für die tägliche Routine:

- Vor 22 Uhr schlafen gehen und früh aufstehen

- Keinen Mittagsschlaf

- Nach dem Aufstehen die Zunge reinigen, die Nase spülen (Salzwasser)

- Zeit nehmen zum Essen, anschließend noch 5 Minuten sitzen

- Nicht erneut essen, bevor die Mahlzeit verdaut ist, frühestens nach 3 Stunden

- Regelmäßig, bei jedem Wetter Spazierengehen

- Regelmäßiger Stuhlgang, evtl. mit Hilfe von Flohsamen oder „Triphala"-2 Tabletten abends mit heißem Wasser.

Mit solch einfachen Maßnahmen lässt sich Ama entfernen und ist hilfreich beim Gesundwerden/-bleiben. Machen Sie es sich zur Gewohnheit, planen Sie z.B. 1 Entgiftungswoche vor Ostern ein, nehmen Sie sich Zeit für sportliche Aktivitäten, studieren Sie leckere Ayurveda-Rezepte und Tee-Zubereitungen. Sprechen Sie Familie, Freunde oder Kollegen an – gemeinsam fällt die Kur leichter!

Die häufigsten Ernährungsfehler aus ayurvedischer Sicht

Sie können Krankheiten verursachen oder verstärken!

- Eine für die jeweilige Konstitution unangepasste Ernährung

- Die Kombination von schleimigen und sauren Speisen, wie Käse und Tomaten, Joghurt und Zitrusfrüchte, Milch mit tierischem Eiweiß, z.B. Milch und Fisch oder Milch und Fleisch

- Der Konsum zu viel saurer Speisen: saure Milchprodukte, Zitrusfrüchte, Tomaten, Essig

- Der Konsum von Fleisch und Fisch, Eiern und Käse, Zitrussäften, Kaffee, Alkohol und auch Rohkost – das alles belastet den Organismus

- Eine auf die Tages- bzw. Jahreszeit nicht angepasste Nahrung, z.B. abends Früchte oder Salat, morgens schwere Speisen oder Milchprodukte im Frühjahr

- Unregelmäßiges Essen sowie Stress und Unruhe beim Essen schwächen das Verdauungssystem und die Abwehrkräfte

- Zu große Mengen zur falschen Zeit. Es sollten drei regelmäßige Mahlzeiten am Tag verzehrt werden, welche den Magen zu höchstens 2/3 füllen.

Zu empfehlende Nahrungsmittel und Gewürze:

- Warme, süße Speisen aus Früchten, Getreide, Wurzelgemüse, hochwertigen Ölen, Nüssen, Dal

- Gekochte, saftige Speisen wie Suppen und Eintöpfe, gedünstete Früchte, Gemüsegerichte

- Anregende, stärkende Gewürze wie frischer Ingwer, Fenchel, Cumin, Koriander, Kardamom

- Scharfe Gewürze wie schwarzer Pfeffer, langer Pfeffer (Pippali), Chili

- Bitteres Gemüse, Kräuter, Gewürze wie Blattgemüse, Artischocken, Chicoree

- Nicht erhitzter Honig als Süßungsmittel

- 1 ½ - 2 ½ Liter heißes Wasser täglich für den Ausleitungsprozess

- 2 Tassen heißes Ingwer-Wasser morgens regt den Stoffwechsel an und öffnet die Srotas (Zirkulationskanäle).

Eine leichte Suppe zum Entschlacken und Reinigen – Reis-Dal-Suppe

Zutaten:

- 100g Basmati-Reis
- 50g gelbe Mungobohnen
- 1 TL Ghee
- 1 dünne Scheibe Ingwer
- ½ TL Chiasamen
- ½ TL Ajwain
- ½ TL Garam Masala
- ½ TL naturreines Salz

1. Reis und Mungobohnen unter fließendem Wasser waschen.

2. Gemüse in einem Topf erhitzen, die Gewürze zugeben und kurz anrösten.

3. 600ml Wasser angießen und zum Kochen bringen.

4. Die Reis-Dal-Mischung ins kochende Wasser geben, verrühren und 40 Minuten im geschlossenen Topf köcheln.

5. Salzen, umrühren und nach Wunsch mit o.g. Gewürzen abschmecken.

Die klassische Suppenernährung zur Körperreinigung besteht bis auf wenige Ausnahmen immer aus Reis, Mungobohnen und leichten Gemüsesorten wie Möhren, Pastinaken, Fenchel oder Kürbis. Aus ayurvedischer Sicht enthalten diese Zutaten eine heilsame Kraft, ohne Störung der Doshas.

Weiterhin leichte Kost zur Entlastung des Verdauungssystems und zu Anregung der Selbstheilungskräfte

Ayurvedische Schonkost wird aus warmen, milden, gekochten, leicht verdaulichen Nahrungsmitteln zusammengestellt. Besonders zu empfehlen sind hier außer Reis und Mungobohnen noch Gerste, Kartoffeln, Karotten, Gurken, Rote Bete, Fenchel, Kürbis, Pastinaken, Zucchini, Honig und Ghee. Diese Zutaten können auf unterschiedlichste Weise zubereitet werden (Mehr im Rezeptteil). Verwendet werden dürfen auch anregende Gewürze, ansonsten gilt: je dünner, d.h. wässriger gekocht wird, desto leichter die Mahlzeit und je leichter die Nahrung, desto intensiver die Reinigung. In Anbetracht dessen wird die Wassermenge auf die individuellen Bedürfnisse abgestimmt.

Die Rezepte variieren von:

- 4 Teilen Wasser auf 1 Teil Gemüse und Getreide bis zu
- 24 Teilen Wasser auf 1 Teil Mungobohnen/Getreide und Gemüse.

Die Basis der Ayurveda-Ernährung ist die Anpassung auf die jeweiligen Befindlichkeitsstörungen:

1. Bei Beschwerden durch zu viel Vata sollten alle trockenen und kalten Speisen, unregel-mäßige Mahlzeiten, zu scharfes Gewürz, schwer Verdauliches wie Zwiebeln, Knoblauch, Kohl oder Paprika gemieden werden.

2. Bei Beschwerden durch zu viel Pitta sind heiße, saure Speisen, tierische Eiweiße, scharfe Gewürze und zu viel Salz schädlich.

3. Bei Beschwerden durch zu viel Kapha müssen schwere, fettige, schleimige und süße Speisen gemieden werden. Besser sind hier Gerste, Blattgemüse, Hülsenfrüchte und anregende Gewürze.

Als Verstärker der Ernährungskonzepte können Kräuterpräparate und Nahrungsergänzungs-mittel wie Trikatu und Triphala eingesetzt werden. Sie wirken effektiv auf die Funktions-systeme. Trikatu gilt als „Agni-Entfacher“ und Triphala als „Srota-Putzer“.

Alle Artikel wie Tees, Gewürze, Körperpflegeprodukte, Nahrungsergänzungsmittel usw. sind sowohl im stationären Handel, wie Naturkost- oder Bioläden oder auch bei diversen Online-Shops erhältlich.

Zwischenmahlzeiten – ja oder nein?

Wie viele Mahlzeiten am Tag sollen verzehrt werden? Der Ayurveda hat dazu eine klare Meinung. Im ältesten Ayurveda-Text „Charaka Samhita" heißt es:

„Nehmt die Nahrung zu sich, bevor die letzte Mahlzeit verdaut ist, vermischt sich diese mit der unreifen Rasa (Nährsaft), was zu einer Erregung aller Doshas (Vata, Pitta, Kapha) führt, nach Verdauung der letzten Mahlzeit hingegen ist Agni (das Körperfeuer) stimuliert, der Appetit angeregt, die Eingänge der Körperkanäle geöffnet, das Herz funktioniert unbehindert, Wind bewegt sich nach unten, die Ausscheidungsdränge von Kot, Urin und Wind sind vorhanden und das Verdauungsprodukt der Nahrung stört keine Dhatu (Gewebe) – es fördert hingegen Langlebigkeit."

Wie lange dauert es aber, bis eine Mahlzeit verdaut ist? Nach ayurvedischer Regel ca. 3-6 Stunden, je nach Inhalt und aufgenommener Menge, wobei pflanzliche Kost schneller verdaut wird als fleischliche.

Drei kleine Mahlzeiten am Tag im Abstand von etwa 5 Stunden wären optimal. Die beste Zeiteinteilung dafür ist 08:00 – 13:00 – 18:00 Uhr, wenn möglich.

Die Erfahrung zeigt, dass durch das Weglassen von Zwischenmahlzeiten sich manche Störung von selbst behebt. Das gilt insbesondere für Blähungen, Völlegefühl. Übergewicht, Probleme bei der Entleerung, Probleme im Bewegungsapparat und für Allergien.

Bei Personen, die an Stoffwechselerkrankungen wie z.B. Diabetes oder starkem Untergewicht leiden, muss von diesen Empfehlungen abgewichen werden – sowohl aus westlicher wie aus ayurvedischer Sicht!

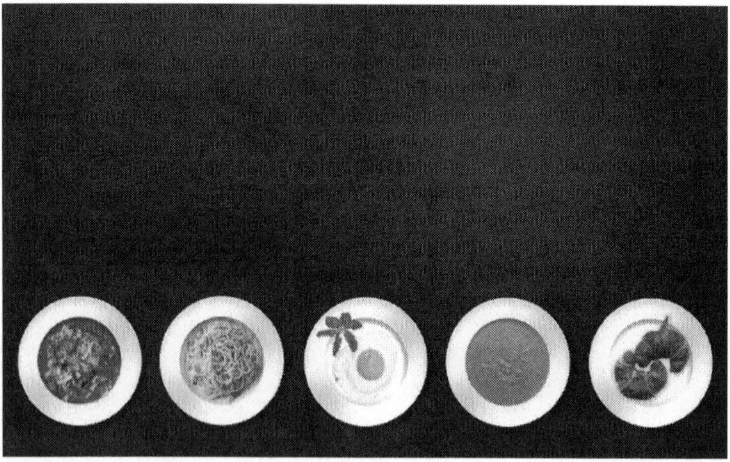

Nr. 49

Ayurveda-Darmreinigung zu Hause

Für eine sanfte Darmreinigung reserviert man sich am besten ein Wochenende. Sie nimmt 2-3 Stunden Zeit in Anspruch und wird auf nüchternen Magen durchgeführt. Danach sollte man ruhen und körperliche Anstrengung vermeiden.

Eine gelegentliche Darmreinigung tut dem Körper gut, da so schädliche Bakterien und Stoff-wechselrückstände komplett ausgeschieden werden können. Bleiben diese Rückstände in den Ausbuchtungen des Dickdarms zurück, wird es auf Dauer schwierig, den Darm gesund zu erhalten. Ein überbelasteter Darm kann einige Beschwerden verursachen: z.B. Müdigkeit, Kopfschmerzen, Magenprobleme, Herz-Kreislauf-Schwäche, Hautunreinheiten und sogar Depressionen und Ängste können darauf zurückgeführt werden.

Anleitung für eine Darmreinigung:

1. Möglichkeit: Die klassische Fastenkur. Dabei wird weitestgehend auf feste Nahrung verzichtet, um den Darm zu entlasten und damit er besser regenerieren kann.

2. Möglichkeit: Die aktive Darmreinigungskur (Shank Prakshalana). Die Kur besteht aus den zwei Elementen Yoga und Wasser mit Bittersalz.
   Die dazugehörige Yoga-Übung:

   1.) Mit aufrechtem Rücken den Schneidersitz einnehmen und die Hände auf die Knie legen.

2.) Die Fingerspitzen der linken Hand hinter dem Körper auf den Boden legen und die rechte Hand auf das rechte Knie.

3.) Nun nach links drehen, über die linke Schulter nach hinten sehen und kurz die Position halten.

4.) Die Bewegung zur anderen Seite hin wiederholen.

Zu jeder Übung 1 Schluck Bittersalzwasser: Dosierung: ca. 1 Esslöffel Bittersalz auf 1 Glas warmes Wasser. Nach jedem Zyklus folgt ein Toilettengang. Dieser Vorgang darf sooft wiederholt werden, wie man sich dabei wohlfühlt. Zusätzlich kann zur Stimulation des Verdauungstraktes noch der Bauch im Uhrzeigersinn um den Bauchnabel massiert werden.

3. Darmreinigung durch Bittersalz – Möglichkeit 2. Bittersalz vergrößert das Volumen des Darminhalts und regt seine Aktivität an. Eine universelle Dosierung gibt es nicht. Meist genügt 1 Esslöffel Bittersalz (darf auch etwas mehr sein) auf ein 1 Glas warmes Wasser. Zuerst wird diese Mischung getrunken und gleich darauf viel Wasser oder Kräutertee. Der Effekt setzt nach 1-3 Stunden ein.

4. Darmreinigung durch Flohsamenschalen. Geschrotete Flohsamenschalen beinhalten verdauungsfördernde Stoffe, die mit Wasser im Darm aufquellen und Ablagerungen aufweichen.

Höchstens 40g Flohsamen sollten am Tag verzehrt werden. Das Pulver wird mit etwas Wasser übergossen und eine Stunde vor oder ca. 2 Stunden nach einer Mahlzeit getrunken.

5. Darmreinigung durch optimale Ernährung. Aktive Übungen und die richtige Ernährung spielen eine wesentliche Rolle bei der Darmreinigung. Es sollte vorwiegend basisch, d.h. viel frisches Gemüse und Hülsenfrüchte verzehrt werden.

   Basenbildende Nahrungsmittel sind:

   - Äpfel, Birnen, Mandeln

   - Endivien, Brokkoli, Rucola, Champignons

   - Grüner Tee, Gemüsesäfte

   - Amalaki – die Frucht des Amla-Baums, vereint fünf der sechs Geschmacks-richtungen, beinhaltet hitzebeständiges Vitamin C, verfügt über reichlich Calcium, Eisen, Carotin, Riboflavin u.a.m.

Bitterstoffe sind allgemein für die Darmreinigung eine gute Wahl. Abends tut ein Drink mit dem Gewürz Triphala (1 TL Pulver auf 1 Tasse warmes Wasser) gut. Es leitet Giftstoffe aus. Morgens stimuliert ein Glas warmes Wasser mit Honig, Ingwer und Zitronensaft den Stoffwechsel.

Auf lange Sicht freut sich der Darm über die Gewohnheit und einen regelmäßigen Fastentag!

Nebenwirkungen: Die Darmreinigung bedeutet Umstellung für den Organismus, daher kann es, muss aber nicht, zu einer sogenannten „Entgiftungskrise“ kommen. Eventuelle Neben-wirkungen sind:

- Kopfschmerzen
- Verstopfungen, Mundgeruch
- Verstärktes Schwitzen
- Hautunreinheiten.

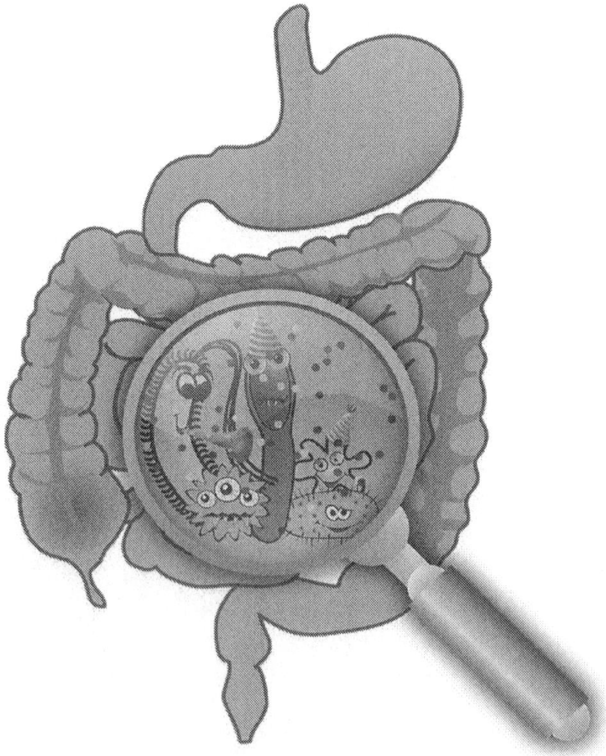

Nr. 50

Diagnosen und Therapien im Ayurveda

„Nadi Pariksha“ – die Pulsuntersuchung im Ayurveda

In alten Schriften fehlt die Beschreibung dieser Methode, was aber nicht bedeuten muss, dass es sie nicht gegeben hat. Erstmals niedergeschrieben wurde „Nadi Pariksha“ im 13. Jahrhundert und danach im 17. Jahrhundert als Bestandteil der achtfachen Untersuchungsmethode „Ashtavidha Pariksha“. Zu den acht Untersuchungspunkten zählen neben dem Pulstasten auch die Begutachtung von Stuhl, Urin, Zunge, Haut, Augen, Gelenken sowie Stimme sowie der Gesamterscheinung.

Nadi bedeutet Puls, aber auch Nerv, durch die die Lebensenergie „Prana“ fließt. So vermittelt der Puls den Zustand von Lebens- und Nervenenergie. Sharangadhara schrieb:

„Der radikale Puls steht für die Präsenz des Lebens. Der Arzt sollte in der Lage sein, Gesundheit und Krankheit über die Aktivitäten des Pulses zu erfassen.“

Traditionell wird die Aktivität des Pulses mit dem einiger Tiere verglichen. Bei einer Vata-Erhöhung gleicht die Puls-Bewegung der von Schlangen, bei Pitta eher der von Fröschen und ein hohes Kapha erinnert an Schwäne.

Der Puls reagiert fein und schnell auf Veränderungen:

Hunger, Durst, Schlafdefizite oder Gefühlen beeinflussen seine Qualität direkt. Daher wird die Untersuchung in relativ ruhigem Zustand empfohlen.

Weiterhin zu beachten sind Faktoren wie Tageszeit, Jahreszeit, psychischer und körperlicher Status, Ernährungsgewohnheiten, Genussmittel, anatomische Besonderheiten, Atmung, Medikamenteneinnahme und akute Infektionen. All diese Gegebenheiten beeinflussen das Ergebnis der Untersuchung und können bei nicht ausreichender Beachtung zu fehlerhaften Diagnosen führen.

Prof. R.H. Singh von der BHU in Varanasi unterscheidet vier Kriterien und stellt den Bezug zu den Doshas her:

- Pulsrate= Schnelligkeit des Pulses
- Pulsrhythmus= Regelmäßigkeit des Pulses
- Pulsamplitude= der vertikale Ausschlag
- Pulsvolumen= die horizontale Breite.

Der Vata-Dosha beeinflusste Puls ist regelmäßig, schnell, mit geringem Volumen, dünn, die Amplitude variiert. Der Pitta-Dosha beeinflusste Puls ist verhältnismäßig gleichmäßig, mittelschnell, mit erhöhter Amplitude und mittlerem Volumen. Der Kapha-Dosha beeinflusste Puls ist regelmäßig, langsam, mit breitem Volumen und niedriger Amplitude.

Der Puls weiblicher Patienten wird links, der männlichen rechts mit drei Fingern in drei Tiefen gefühlt. Jede

Position hat eine diagnostische Bedeutung. Der Zeigefinger ertastet die handgelenksnahe, der Mittelfinger die mittlere und der Ringfinger die rumpfnahe Position. Diese Stellen werden den Doshas zugeordnet. Tiefliegender Puls deutet auf Kapha-Dominanz, oberflächliche Pulse auf Vata/Pitta-Dominanz hin. Zudem können Eigenschaften (Guna) erfasst werden. Beschrieben werden 20 Eigenschaften zu 10 Gegensatz-Paaren. Ein Puls kann heiß oder kalt, leicht/schwer, träge/penetrant, trocken/feucht, hart/weich, beweglich/statisch, klar/dumpf, grob/subtil, dünnflüssig/dickflüssig, rau oder glatt sein.

Die Summe der Eigenschaften zusammen mit den Parametern von Körper und Geist ergeben wertvolle Informationen zum Zustand des Patienten. Der Puls spricht die Sprache des Inneren. Wie gut sie verstanden wird, hängt im Wesentlichen von der Erfahrung des Therapeuten ab.

Die Pulsuntersuchung ersetzt nie eine genaue Anamnese und ist auch nicht alleinige Basis für eine therapeutische Entscheidung, aber sie hat einen wichtigen Stellenwert im Ayurveda und liefert wichtige Hinweise zu den Tri-Doshas, dem Körperfeuer Agni, der Funktion von Prana und der aktuellen psycho-vegetativen Balance des Patienten.

Die Lunge aus ayurvedischer Sicht

Atem bedeutet Lebensenergie. Die äußere Atmung geschieht durch Nase und Mund als Lungenatmung, die innere, sogenannte Zellatmung, bewirkt die Energiegewinnung. Die Energie heißt im Ayurvedischen „Prana“ (Atemenergie). Sie ist eine von drei Energiequellen. Die anderen sind „Tejas“ (Lichtenergie) und Ojas (Nahrungsenergie).

Organe bilden in der westlichen Medizin den Mittelpunkt jeder Therapie. Anders ist es im Ayurveda, hier geht es um Ausgewogenheit, so dass alle Systeme optimal funktionieren können.

Für die Energiegewinnung aus der Atemluft ist die Beweglichkeit von Brust- und Bauchnerven von größter Bedeutung. Das Atmen lässt sich durch Yogastellungen (Asana) und gezielte Übungen (Pranayama) stärken und verbessern. Am Beispiel Lunge wird die ideale Verbindung von Yoga und Ayurveda besonders deutlich. „Prana“ verknüpft Körper und Geist. Die Atmung drückt den aktuellen geistigen und körper-lichen Zustand eines Menschen aus. Der Geist beeinflusst über die Atmung den Körper – umgekehrt kann durch bewusstes Atmen der psychische Status verändert werden.

Einige Empfehlungen dazu:

- Versuchen Sie, die Atmung nur einige Zeit zu beobachten.

- Platzieren Sie eine Hand auf dem Bauch, die zweite auf der Brust. Atmen Sie getrennt in den

Brust- und Bauchraum. Ein und aus, verbinden Sie dann die Räume.

- Atmen Sie weich, sanft und liebevoll: ohne Pressen und Druck. Bewusstes Atmen stellt eine Form der Meditation dar.

- Steigern Sie langsam die Atemtiefe und vermindern Sie die Atemfrequenz.

- Verlängern Sie das Ausatmen und legen Sie eine kurze Pause ein. Das Optimale ist 4:5:1 – vier Sekunden einatmen, 5 Sekunden aus, 1 Sekunde Atempause.

- Atmen Sie möglichst durch die Nase, diese Luft ist gereinigt, erwärmt und befeuchtet. Die Nasenatmung fördert die Sauerstoffaufnahme und aktiviert den Parasympatikus. Er ist an der Steuerung von Blutkreislauf und den inneren Organen beteiligt. Überdies dient er der Erholung, dem Stoffwechsel und dem Aufbau körpereigener Reserven. Daher auch die Bezeichnung „Ruhe- und Erholungsnerv“.

Lungenerkrankungen Shvasa und Kasa

„Shvasa“ beschreibt eine Blockade, die sich in Atemnot (Dyspnoe) äußert, in der westlichen Medizin „Asthma bronchiale“.

„Kasa“ sind Hustensyndrome und stellen Reizzustände dar. Ein bekannter Vertreter ist die Bronchitis.

Shvasa und Kasa können einzeln oder zusammen vorliegen.

Lungenerkrankungen entwickeln sich bei Störungen von Vata-Kapha Dosha, Schleim (Kapha Mala) und einer Agni-Schwäche:

- Kapha und Schleim verursachen Blockaden in den Kanälen mit dem Ergebnis Atemnot.
- Vata kann nicht fehlerfrei zirkulieren und erzeugt Hustenreiz und Krämpfe.
- Geschwächtes Agni führt zur Entstehung von Feuchtigkeit und Schleim, der die Atemwege belegt.

Eine Lehre der chinesischen Medizin besagt:

„*Schleim entsteht im Magen und wird gespeichert in den Lungen*“.

Dies bestätigt auch die ayurvedische Medizin. Insbesondere der Verzehr von Kapha erhöhenden Lebensmitteln wie Milch- und Süßspeisen, frischem Obst und frisch gemahlenem Getreide sowie Fleisch können die Schleimbildung negativ beeinflussen. Schleim ist ein Paradies für Bakterien und Viren, die Verantwortlichen für die akuten Atemwegs-erkrankungen. Jede Behandlung von Lungenerkrankungen sollte mit einer Ernährungsumstellung und der Änderung des Lebensstils beginnen. Dazu gehören die Raumluftverbesserung, Schlafhygiene, regelmäßige Bewegung und der Wechsel von An- und Entspannung.

Heilpflanzen für die Atemwege

Viele Atemwegserkrankungen lassen sich damit vermeiden oder aber behandeln:

- Tulsi – Ocimum Sanchum – hustenreizlindernd
- Pippali – Piper langum – auswurffördernd und regenerativ
- Vasa – Adhatoda vasica – Bronchien erweiternd, erleichtert das Atmen
- Bibhitaka – Terminalia belerica – Kapha reduzierend
- Yashtimadhu – Glycyrrhiza glabra – entzündungshemmend und schleimverflüssigend.

Traditionelle Kombinationen

- Trikatu: Das Zusammenwirken von schwarzem Pfeffer, langem Pfeffer und getrocknetem Ingwer wirkt auswurffördernd, wehrt Infekte ab und verstärkt Agni.
- Sitopaladi: Die Kombination Sharkara (indischer Rohrzucker), Pippali, Bambus, Zimt und Kardamom kommt bei Atemnot, Husten und Schwäche zum Einsatz.

- Chyavanprash: Aus einem Sud aus über vierzig Pflanzen werden Amalakifrüchte zu „Amla-Mus“ gekocht. Es wird verfeinert mit Sharkara, Honig, Ghee und Gewürzen. Täglicher Verzehr verstärkt Prana und das Immunsystem.

- Vasakasava: Ein Elixier auf der Basis von Adhatoda vasica (s.o. „Vasa“) erleichtert das Atmen.

Neben Pflanzenheilkunde, Ernährungs- und Verhaltenstherapie kommen auch Verfahren wie das „Panchakarma“ zum Einsatz. Hierbei beeinflussen insbesondere die Intranasaltherapie und die Magenspülung das Gesunden der Atemwege.

Fazit: Prana bedeutet mehr als nur Sauerstoff aus Atemluft. Die Verbindung Körper, Geist und Seele erhält uns am Leben!

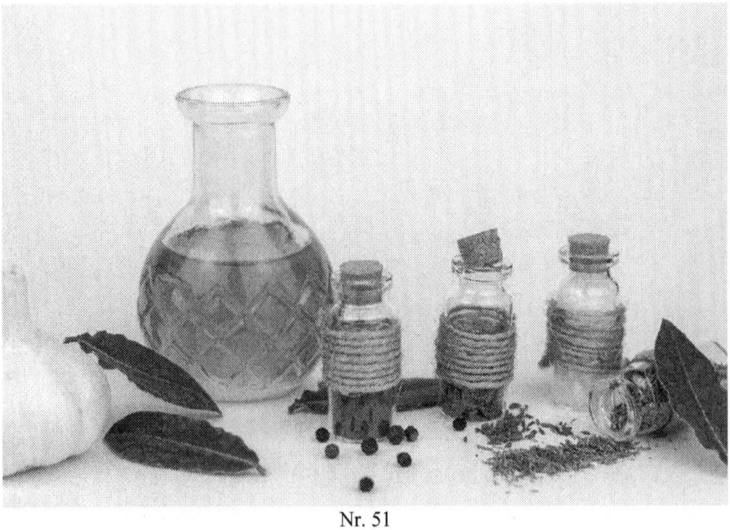

Nr. 51

Kraft und Ausdauer fürs Herz

In allen Kulturen galt und gilt das Herz als lebensspendendes Organ und Träger der Gefühle. Es ist Ort des Bewusstseins, der Erkenntnis, geistiger Fähigkeiten und an der Entwicklung spiritueller Werte und persönlicher Gefühle beteiligt.

Im Ayurveda hat das Herz den Sitz der acht Tropfen der Essenz Ojas inne. Sie stärkt und wärmt den Körper, verhindert Krankheiten und ist für die Lebensspanne verantwortlich.

Im Ayurveda gibt es folgende Funktionsaspekte des Herzens:

1. Prana Vata – die Verbindung von Herz-Atemtätigkeit

2. Vyana Vata – verantwortlich für Blutzirkulation und die Kraft des Herzens

3. Sadhaka Pitta – gilt als Träger von Gedächtnis und Wissen, hat seinen Sitz im Gehirn und dem Herzen.

4. Avalambaka Kapha – schützt und nährt das Herz. Durch Avalambaka Kapha kann es sich ausdehnen und zusammenziehen und die Saug-Pumpfunktion erfüllen.

5. Rasa Vaha Srotas – das Herz ist Ausgangspunkt der transportierenden Kanäle und so

verantwortlich für die Nährstoff-Versorgung der Zellen.

Das Herz ist in der Lage, natürlich das Blutvolumen von etwa 5 Litern zu erhalten und sich spontan den Anforderungen anzupassen. Hierzu müssen sich zwei Größen verändern:

1.) Schlagfrequenz: ca. 70 Schläge/Minuten kann ansteigen auf 200 Schläge

2.) Schlagvolumen: in der Regel ca. 70-90 ml pro Schlag, kann ansteigen auf ca. 140 ml.

Die Leistungsfähigkeit des Herzens ist von folgenden Aspekten abhängig:

1.) Alter: Die Leistungsfähigkeit nimmt im Alter ab (Herz-Insuffizienz).

2.) Konstitution: Erbliche Anlagen sind maßgeblich entscheidend für die Entstehung von Erkrankungen des Herzmuskels, der Kranzgefäße und des Herzrhythmus. **Vata-dominante Personen** neigen zur Entwicklung von Herzrhythmusstörungen, Herzschwäche und psychokardiologische Störungen und sind damit verhältnismäßig stark gefährdet. **Kapha-dominante Individuen** bekommen als erstes Probleme mit den Herzkranz-Gefäßen durch Arteriosklerose und sollten verstärkt auf ihren Fettstoffwechsel achten. **Pitta-Konstitutionen** sind entzündungsgefährdet und können stressabhängige Herzprobleme aufbauen.

3.) Trainingsstatus: Das Herz kann durch regelmäßige sportliche Betätigung gestärkt werden und widerstandsfähig gegen äußere Einflüsse gemacht werden. Extreme sind unzuträglich – sowohl Hochleistungssport als auch Bewegungslosigkeit. Tägliches Walken, Joggen, Schwimmen oder Radfahren halten jung und beweglich.

„Arjuna“ im Ayurveda

Dem stattlichen Baum mit weißer Rinde, botanisch „Terminalia Arjuna“ werden herzstärkende Eigenschaften zugeschrieben. Das rote Pulver der Innenschicht beinhaltet 34% Calciumcarbonat, 18% Tannin-Gerbstoffe, 8% andere Calciumsalze, Magnesium, Aluminium, pflanzliche Farbstoffe, organische Säuren und Zucker.

Ayurveda-Klassifikation:

- Rasa (Geschmack) – herb
- Virya (thermische Potenz) – kühlend
- Vipaka (systemische Wirkung) – scharf
- Guna (Eigenschaften) – leicht, trocken
- Prabhara (außerordentliche Wirkung) – kardiotonisch
- Dosha-Bezug – Vata reizend, Pitta und Kapha beruhigend

Ayurveda-Einsatzmöglichkeiten:

- Hrdaya: kardiotonisch – herzstärkend
- Raktastambhana: blutstillend – wundheilend
- Visha: blutreinigend – antibiotisch
- Bhagna: Knochenbrüche heilend.

„Arjuna“ stärkt den Herzmuskel, stabilisiert Herzrhythmus und den Kreislauf und beugt Ödemen durch Herzschwäche vor. Außerdem wirkt die Rinde des Baumes bei Diabetes, Angina, Anämie, Asthma, Geschwüren, Husten, Ohrenschmerzen, Schwitzen, Müdigkeit, Hauterkrankungen, Leberzirrhose, Herpes, Bluthochdruck, Ausfluss und Polyurie. Dosierung: Saft aus Rinde – 10-20 ml, Pulver aus Rinde – 3-6 g. Dekokt (Abkochung oder Absud) aus der Rinde – 50-100 ml mit 5-10 g Rindenpulver oder Wasser.

Studien:

1.) Herzfunktionsstörungen

Hierzulande zeigte sich, dass ein Dekokt (Absud, Abkochung) aus Rindungspulver sehr wirkungsvoll bei gleichzeitigem Bluthochdruck ist. Weniger Wirkung hatte Arjuna bei Herzfehlern, die durch Verstopfung ausgelöst wurden. Ein alkoholischer Extrakt war vorteilhaft bei der Stabilisierung von ischämischen Herzerkrankungen.

2.) Angina Pectoris

30 Teilnehmern wurde täglich 500mg Terminalia arjuna Rindenpulver verabreicht. Das Mittel verminderte nach kurzer Zeit die mit der Krankheit einhergehenden Schmerzen. Zusätzlich veränderte die Dosis Risikofaktoren wie Bluthochdruck, erhöhten Blutzucker und Übergewicht zum Positiven.

3.) Bluthochdruck

Bluthochdruck-Patienten wurde eine Mixtur aus Arjuna, Ocimum Sanctum, Withania Somnifera, Emblia officinalis verabreicht. Der Blutdruck und Übergewicht konnte gesenkt werden, ebenso das LDL Cholesterol bei Anhebung des HDL Cholesterols.

Rezepturen:

- Arjuna ghrita
- Arjuna rishta
- Arjunadisiddha kshira
- Laksha guggulu
- Kakubhadi churna
- Kakubhadi kshira.

In Europa ist Arjuna als Kräuterpulver (Curna), in Kapselform oder als Wein „Arjunarishta“ erhältlich.

Quelle: https://www.pflanzenguru.com/pflanzen-der-ayurveda

!! Als Fälschungsmittel für Terminalia arjuna werden „Lagerstroemia speciosa“ und „Terminalia alata“ verwendet !!

Bei ausgeprägten Herzbeschwerden sollte immer ein Facharzt oder die Notfall-Ambulanz aufgesucht werden!

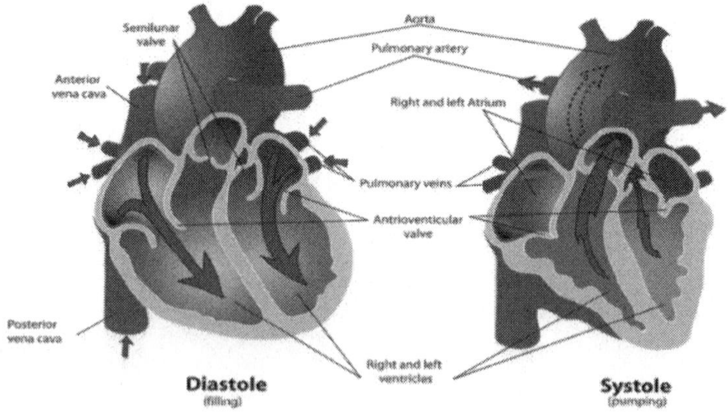

Nr. 52

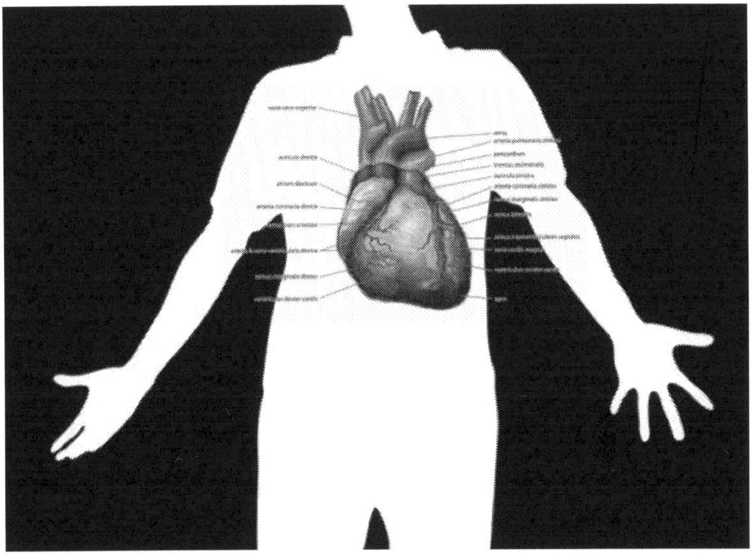

Nr. 58

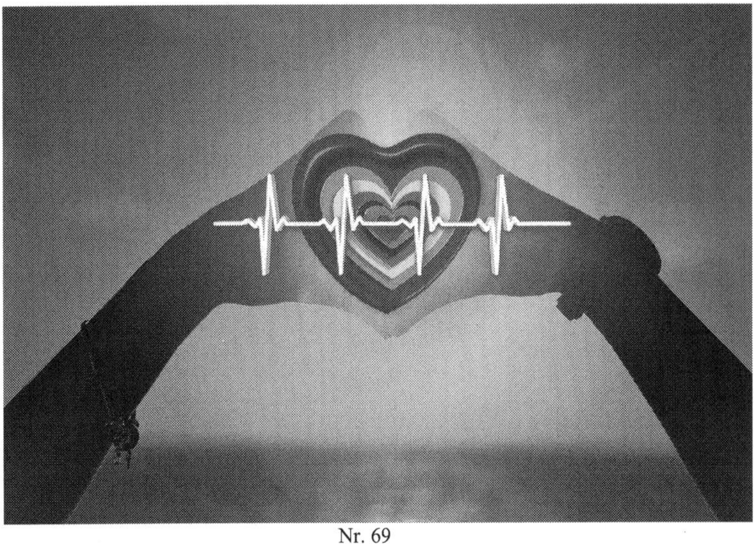

Nr. 69

Bluthochdruck – ayurvedisch behandeln

Bluthochdruck aus westlicher Sicht:

- 50% aller über 65-Jährigen sind betroffen und nur jeder Zweite weiß davon.
- Nur 50% der Betroffenen lassen sich behandeln.
- Nur 50% der behandelten Patienten haben gute Werte.

Das Tückische am Bluthochdruck ist, dass er lange Zeit keine Beschwerden verursacht. Treten Symptome auf, dann meist als Kopfschmerz, Schwindel, Kurzatmigkeit, Herzklopfen, Benommenheit u.ä. Bei einem unbehandelten Bluthochdruck steigt die Risiken für Herzinfarkt, Schlaganfall, Nierenschäden, Durchblutungsstörungen und Altersdemenz.

Die Werte:

- Ein Blutdruckwert von 120-130/80-85 mmHg bedeutet normal.
- Ein Blutdruckwert von 130-140/85-90 mmHg bedeutet „hochnormal".
- Ein Blutdruckwert von über 140/90 mmHg bedeutet Bluthochdruck, wobei in drei Grade eingeteilt wird: leicht, mittelschwer, schwer.

Für eine sichere Diagnose sollten drei Messungen an zwei Tagen erfolgen. Sinnvoll ist auch eine Messung an beiden Armen, um eventuelle Seitendifferenzen festzustellen, sowie eine 24-Stunden-Messung. Bei den Ursachen werden primäre und sekundäre unterschieden:

- **Primär:** Die Ursache ist unbekannt, infrage kommen familiäre Veranlagung, Stress, Tabak- und Alkoholkonsum, zu viel Kochsalz, Übergewicht und fortschreitendes Alter. Etwa 90% aller Betroffenen weisen diese Form auf.

- **Sekundär:** In etwa 10% der Fälle sind Grunderkrankungen wie hormonelle Störungen, Verengung der Nierenarterien oder andere Gefäßerkrankungen die Ursache. Hier steht die direkte Blutdrucksenkung wie die Behandlung der Grunderkrankung im Vordergrund.

Die **westliche Therapie** des Bluthochdrucks beschränkt sich hauptsächlich auf die Gabe von blutdrucksenkenden Medikamenten mit 2-3 Wirkstoffen und die Empfehlung, auf Kochsalz, Nikotin und Alkohol weitestgehend zu verzichten, das Gewicht zu reduzieren und einen Ausdauersport zu betreiben.

Die ayurvedische Sicht

Im Westen ist die Behandlung des Krankheitsbildes ohne gesicherte Werte nicht vorstellbar. Im Ayurveda lässt sich eine Erkrankung therapieren, wenn man die Entwicklung und das Erscheinungsbild anhand ayurvedischer Diagnose versteht.

Hier sind folgende Faktoren beteiligt:

- Rakta Dhatu – das Blutgewebe
- Sira Upadhatu – die Gefäße
- Hrdaya – das Herz
- Tridosha – die drei Faktoren Pitta, Vata und Kapha
- Rajas: der psycho-pathogene Faktor.

Ayurvedische Therapeuten bezweifeln die westliche Einteilung von Blutdruckwerten nicht, geben aber zu bedenken, dass individuelle Konstitution und Lebensumstände der Patienten berücksichtigt werden müssen. Es macht einen Unterschied, ob ein gestresster Manager oder eine relativ entspannte Person einen Bluthochdruck entwickelt.
Ein erfahrener Therapeut sollte die Diagnose stellen und die Behandlung festlegen, ein Laie ist schnell damit überfordert.

Im Ayurveda werden Erkrankungen mithilfe der Dosha-Dominanz unterschieden und als Vataja, Pittaja und Kaphaja bezeichnet.

Die „Vataja-Hypertonie":

- Starke Blutdruckschwankungen innerhalb kürzester Zeit
- Herzklopfen, Kurzatmigkeit

- Erschöpfung, Überforderung, Ängste, Anspannung, Nervosität
- Schlafstörungen
- Mentaler Zustand.

Die „Pittaja-Hypertonie“:

- Rötung von Gesicht und Augen
- Kopfschmerzen, Nasenbluten
- Gesteigertes Hitzeempfinden, Lichtsensibilität
- Reizbarkeit, Aggression.

Die „Kaphaja-Hypertonie“:

- Hoher Blutdruck, kaum Schwankungen
- Übergewicht
- Müdigkeit, Bewegungsmangel
- Wassereinlagerungen
- Fettstoffwechselstörungen/erhöhte Cholesterinwerte

- Kohlenhydratstoffwechselstörungen, Neigung zu oder manifestierter Diabetes Typ 2

Außerdem existieren Mischformen mit Symptomen oder pathologischen Kombinationen aus allen drei Doshas. Um die Diagnose zu stellen, stehen dem Ayurveda-Mediziner eine umfangreiche Anamnese sowie die acht Untersuchungsverfahren (Urin, Stuhl, Puls, Zunge, Haut, Augen, Stimme und Erscheinungsbild) zur Verfügung.

Medikamente sollten der letzte Schritt sein, nicht der erste!

Jeder verantwortungsvolle Ayurveda-Mediziner wird einer medikamentösen Behandlung bei schwerem Bluthochdruck zustimmen. Tatsache ist jedoch auch, dass etliche Patienten schon bei leichter Hypertonie mit Antihypertonika eingestellt werden. Diese Medikamente mit ihren Neben-wirkungen wären u.U. vermeidbar, würden Lebensstil, Ernährung usw. geändert.

Die ayurvedischen Maßnahmen

Im Ayurveda wird mithilfe folgender „Säulen“ behandelt:

- Ernährungsoptimierung
- Ordnungen
- Psychosomatik
- Pflanzen/Mineralien

- Auslieferungen
- Manualtherapien
- Chirurgie
- Weitere.

Ayurveda behandelt Bluthochdruck nicht als eigenständige Krankheit, sondern den Patienten nach seinem individuellen Krankheitsbild. Eine mögliche Strategie wäre z.B.:

- Doshas regulieren
- Blutgefäße erweitern und stabilisieren
- Das Herz stärken
- Blutreinigung und Fließverhalten verbessern
- Mentale Spannungen abbauen.

Nachfolgend die Säulen zur Behandlung von Bluthochdruck. Es handelt sich dabei um allgemeine Vorschläge. Detailgenau kann nur ein ausgebildeter Therapeut diagnostizieren, beraten und behandeln.

Therapiesäule: Ernährung (Ahara)

- pflanzenbasierte Kost mit frischem Gemüse, Salat, Obst, Hülsenfrüchten, Getreide und Nüssen

- wenig Fleisch und wenn, dann helles Fleisch wie Hähnchen oder Pute

- vermeiden Sie industriell hergestellte Nahrung

- reduzieren Sie Kochsalz, Kaffee, Schwarz- und Grüntee

- beschränken Sie den Alkoholkonsum auf maximal 3 Gläser Wein oder 3 Flaschen Bier pro Woche

- bei Übergewicht sollten die Mahlzeiten weniger Kalorien enthalten als verbraucht werden

- eine Gewichtsreduzierung von ca. 10 kg verbessert den Blutdruck um 15 mmHg systol und 8-10 mmHg distol.

Therapiesäule: Gesunder Lebensstil (Vihara)

Die erste Maßnahme ist der Ausgleich des Tag-Nacht-Rhythmus. Regelmäßige Wach-, Schlaf-, Arbeits- und Freizeiten garantieren mentales und hormonelles Gleichgewicht und auch die Regulation des Blutdrucks. Angestrebt werden sollte eine gezielte Steigerung der Bewegung. Ausdauersportarten wie Laufen, Schwimmen, Radfahren oder Rudern können von einem Trainingstherapeuten begleitet werden. Im Alltag benutzen Sie die Treppe statt des Liftes. Laufen oder radeln Sie kurze Strecken, lassen Sie das Auto stehen. Atemübungen und Yoga eignen sich ausgesprochen gut, um die Blutdruck zu regulieren.

Therapiesäule: Supplementierung (Aushadha)

Ayurveda-Nahrungsergänzungsmittel zur Blutdruckregulation :

- Terminalia arjuna – Arjuna
- Allium sativum – Lashuna (Knoblauch)
- Zingiber officinale – Shunthi (Ingwer)
- Boerhaavia diffusa – Punarnava
- Tribulus terrestris – Gokshura
- Eclipta alba – Bhringaraja
- Bacopa monnieri – Brahmi
- Centella asiatica – Mandukaparni
- Convolvulus pluricaulis – Shankhapushpi
- Nardostachys jatamamsi – Jatamamsi
- Withania somnifera – Ashwagandha
- Asparagus racemosus – Shatavari
- Rauwolfia serpentina – Sarpagandha

Wichtige Kombinationen sind u.a.:

- Triphala Guggulu
- Arjunarishta
- Punarnavasava
- Sarasvatarishta.

Auch hier sollte die Zusammenstellung der Mittel durch einen Therapeuten erfolgen.

Therapiesäule: Ausleitung (*Antahparimarjana*)

Die Ausleitungsmethoden werden unter dem Begriff „Panchakarma“ zusammengefasst:

1.) Magenspülung (Emesis)

2.) Abführbehandlung (Purgation)

3.) Darmeinlauf (Enemata)

4.) Nasen-Rachenreinigung (Intranasaltherapie)

5.) Blutreinigung mit Blutegeln oder Aderlässe.

Diese Maßnahmen sollten in dafür qualifizierten Einrichtungen erfolgen.

Therapiesäule: Externe Therapie (Bahihparimarjana)

Massagen, sowohl als Ganzkörper- wie auch als Teilmassage, wirken besonders bei Vata-Hochdruck ausgleichend. Stirnölgüsse mit Kräuteröl (Kshirabala Taila) können zur Blutdruckregulation beitragen. Dabei empfiehlt sich in der 1. Woche die tägliche Anwendung, in der 2. Woche jeden 2. Tag, anschließend eine 2-malige Anwendung wöchentlich.

Therapiesäule: Psychosomatik (Sattvavajaya)

In der Ayurveda-Lehre ist eine Blutdruckregulierung ohne Berücksichtigung von Gedanken und Gefühlen nicht denkbar. An erster Stelle steht die Stressbewältigung. Darüber hinaus sind Meditation und Achtsamkeitstraining wichtige Säulen der ayurvedischen Psychosomatik. Diese Praktiken können in ayurvedisch orientierten Praxen und Kureinrichtungen erlernt werden.

Fazit: Schwerer Bluthochdruck muss ohne Verzögerung medikamentös behandelt werden. Leichtere Formen sind ayurvedisch wirksam zu behandeln. Je mehr „Säulen“ einbezogen werden können, desto besser die Ergebnisse. Der Schlüssel zu gesundem Blutdruck liegt oft in der Lebensweise, nicht in der Medikation!

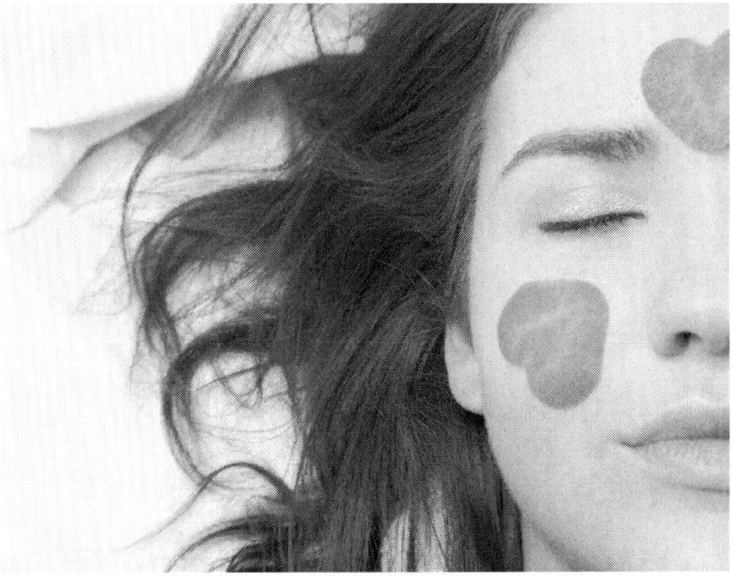

Nr. 53

Osteoporose – ayurvedisch therapieren

Die krankhafte Verminderung der Knochendichte beginnt schleichend, bis erste unerklärliche Knochenbrüche entstehen, Rückenschmerzen nicht nachlassen oder die Körpergröße schrumpft. Osteoporose geht mit großem Leidensdruck einher, die Lebensqualität sinkt zunehmend. Nach Schätzungen gibt es in Europa etwa 30 Millionen Betroffene mit steigender Tendenz.

Die ganzheitliche Osteoporose-Therapie im Ayurveda verfolgt vier Ziele:

- Optimale Nährstoffversorgung des Knochengewebes
- Verlangsamung der degenerativen Erkrankung
- Förderung des Knochenstoffwechsels
- Unterstützung bei der Bewältigung von Ängsten.

Es bieten sich sechs Säulen zur Behandlung an:

Ernährung:

Grundlage ist eine Kombination aus mineralstoffreichem Gemüse, Vollkorn- und Milchprodukten sowie Hülsenfrüchten. Bei Knochenabbau sinnvoll ist die Ergänzung mit Fisch und Fleisch. Ein Ayurveda-Therapeut sollte folgende Faktoren analysieren bzw. korrigieren: Auswahl der Nahrungsmittel, Zusammensetzung und Zubereitung,

Kombinationen, Mengen, Verdaulichkeit, Zeit der Nahrungsaufnahme und die individuelle Verträglichkeit.

Lebensstiloptimierung:

Wichtige Maßnahme dieser Säule stellt die gesunde Tages- und Schlafrhythmik, die Körperpflege mithilfe von Bädern und Ölanwendungen, sowie beschwerdengerechte Bewegung zwecks Muskelaufbau dar. Die Bewegungstherapie muss unter Mitarbeit eines geschulten Trainers erfolgen. Yogalehrer mit einer Fachausbildung in den orthopädischen Krankheitsbildern sind hier die Spezialisten. Bei Osteoporose ist eine Nachtruhe von ca. 8 Stunden notwendig. Die optimale Schlafenszeit wäre von 22 Uhr – 6 Uhr.

Die Anwendung hochwertiger Medizinalöle ist eine weitere wichtige Maßnahme zur Prävention bzw. Therapie des Knochenabbaus. Bedeutende Rezepturen sind:

1.) „Gandha Tailam“ wird mit einem einzigartigen, traditionellen Verfahren hergestellt. Der Hauptwirkstoff ist Sesamöl. „Gandha Tailam“ bewirkt:

   - Schnelle Heilung von Knochenbrüchen, Knie- und Bandverletzungen

- Stärkt die Knochen, Knorpel und Gelenke
- Reduziert den Knochenabbau
- Hält die Gelenke beweglich
- Beugt wiederkehrenden Schulterluxationen vor
- Kann Osteoporose lindern.

2.) „Mahanarayana Tailam“ – Kopf- und Körpermassageöl mit Kräutern, wirkt stärkend und aufbauend, Vata-reduzierend, ist hervorragend geeignet für die „Marma-Massage“ (Vitalpunkt-Massage“.

3.) „Kshirabala Tailam“ wirkt kräftigend, verhilft zu besserer Konzentration, Ausgeglichenheit und gutem Schlaf.

Bezugsquelle: https://traditionelles-ayurveda.de/hp323/Ayurveda-Shop.htm

Phytotherapie:

Es kommen zahlreiche Pflanzen sowie Mineralien in der Naturarzneimitteltherapie zur Anwendung, entweder in klassischer oder individueller Zusammenstellung.
Beispiele für Pflanzen sind:

- Sida cordifolia – indische Sandmalve, hat stimulierende, aufputschende Effekte

- Asparagus racemosus – schmerzlindernd, verdauungsfördernd, hilfreich bei Nervenschwäche und Angststörungen

- Comniphora mukul – indische Myrrhe, wirkt positiv auf Leber- und Nierenfunktion, den Blutzuckerspiegel, das Hautbild, z.B. bei Schuppenflechte, vor allem aber bei rheumatischen Erkrankungen und Gicht.

Die Liste der Heilpflanzen ließe sich beinahe endlos fortführen. Alle Pflanzen weisen u.U. enorme Wirksamkeit auf, daher ist vor einer Selbstmedikation dringend abzuraten. Bei Bedarf lassen Sie sich von einem ausgewiesenen Experten beraten und einstellen!

Manualtherapie:

Professionelle Ölbehandlungen, Ölmassagen, Dampf- und Wärmebehandlungen, sowie Kräuterauflagen und –Stempel sind die wichtigsten Behandlungsformen bei Osteoporose. Sie können ambulant und auch in stationären Therapien durchgeführt werden.

Ausleitungsverfahren:

Zurückliegende Fehlernährung und –Verdauung führen zu Lasten im Bindegewebe, die durch natürliche Ausscheidung nicht genügend eliminiert werden konnten, mit der Folge mangelhafter Ver- und Entsorgung. Daher werden Ausleitungen (spezielle Darmeinläufe mit Pflanzenrezepten und Ölen) eingesetzt, um das Darmmilieu nachhaltig zu verbessern. So kann die Versorgung der Knochen deutlich angehoben werden.

Psychosomatik und Somatopsychologie:

Unzureichende Stressbewältigung sowie psychische Störungen können zu einem belastenden Lebensstil führen, der langfristig die Osteoporose-Erkrankung begünstigen kann. Umgekehrt bedeutet die Diagnose oftmals den Aufbau von Ängsten, Besorgnis und möglicherweise Depressionen.

Die ayurvedische Psychosomatik hilft Patienten, ein selbstbestimmtes Leben zu führen, von einfacher Hilfe zur Selbsthilfe über ambulante bis zu stationären Programmen als Intensivtherapie.

Lassen Sie sich von einem Ayurvedamediziner beraten.

https://ayurveda-verband.eu/aerztetherapeuten/arzttherapeut-suchen/

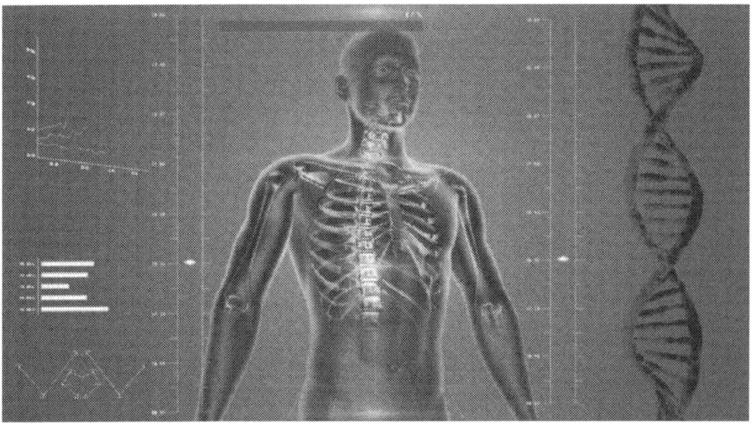

Nr. 59

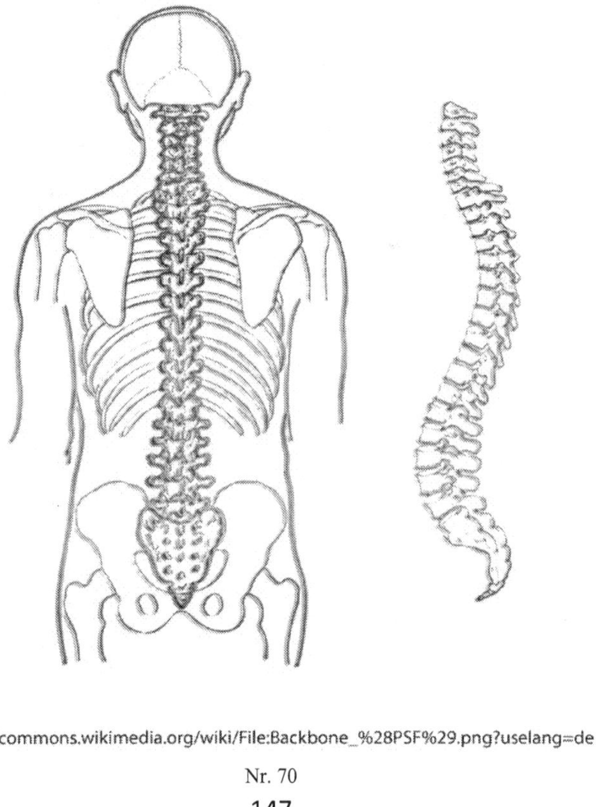

http://commons.wikimedia.org/wiki/File:Backbone_%28PSF%29.png?uselang=de

Nr. 70

Ayurveda in der Augenheilkunde

So wie bei allen Störungen, gelten Störungen in den Augen als Merkmal des Ungleichgewichtes der Doshas, das harmonisiert werden muss. Ayurveda beschreibt die Abläufe, nach welchen sich Störungen am Auge bemerkbar machen:

- Vata-Ungleichgewicht= Bewegung in die falsche Richtung. Mögliche Auswirkung: Schielen, trockene Augen.

- Pitta-Ungleichgewicht= gestörte Verdauung. Mögliche Auswirkung: entzündliche Augen-erkrankungen.

- Kapha-Ungleichgewicht= Gewebestrukturveränderung. Mögliche Auswirkung: Grauer und Grüner Star, schwere Augenlider.

Faszinierend wie schon vor 3.500 Jahren, dass ohne technische Geräte Augenerkrankungen unterschieden werden konnten. Die „Sushruta Samhita“ beschreibt 64, die „Vaghbata Samhita“ 94 verschiedene Augenerkrankungen (Samhita= Textsammlungen).

Behandlung

Wie üblich in Ayurveda bezieht sich die Therapie nicht allein auf ein Organ. Es geht darum, das Dosha-Gleichgewicht wiederherzustellen. Dabei kommt das Spektrum zur Gesund-erhaltung z.B. Atemtherapie über Ernährung bis Yoga o.a. zum Einsatz.

Speziell für die Augengesundheit empfehlen die vedischen Schriften:

- keine ausgiebigen Sonnenbäder
- die Augen nicht überbelasten
- schnelle Temperaturwechsel von heiß zu kalt vermeiden
- ausreichend nächtlicher Schlaf, kein Schlaf am Tage.

Weitere vedische Behandlungsmethoden:

- Leinensäckchen
- Nasenreflexbehandlung
- innere Reinigung (Panchakarma)
- ayurvedischer Kajal (nicht nur in der indischen, auch in der arabischen Tradition üblich).

Eine wichtige Heilpflanze ist die Amla-Frucht, auch genannt „Augenstärker". Sie gilt auch als Pitta-regulierend. Ein weiteres Mittel zur Augenpflege, besonders bei trockenen Augen, ist Ghee. Im Ayurveda wird es als Augenspülung eingesetzt.

Vor dem Schlafengehen kann auch ein angewärmter Tropfen Ghee in die Augen gegeben werden. Die hervorragende Wirkung auf die Augen wurde von Prof. O. Schmut von der Universität Graz validiert (S. Matthew, E.

Kettler-Schmut, O. Schmut, 2008). Zur Beruhigung entzündlicher Augen kann tagsüber Rosenwasser eine Hilfe sein. Nach ganzheitlichem Verständnis wirken sich diese Anwendungen nicht allein auf die Augen, sondern auf den ganzen Menschen aus.

Auch alles, was dem Dosha-Gleichgewicht dient, kommt umgekehrt den Augen zugute. Dementsprechend gelten auch bei Erkrankungen der Augen die bekannten ayurvedischen Richtlinien.

Tipp: Beim morgendlichen Reinigungsritual die Augen mit Rosenwasser befeuchten und das Gesicht mit kaltem Wasser besprenkeln (dabei die Augen geschlossen halten).

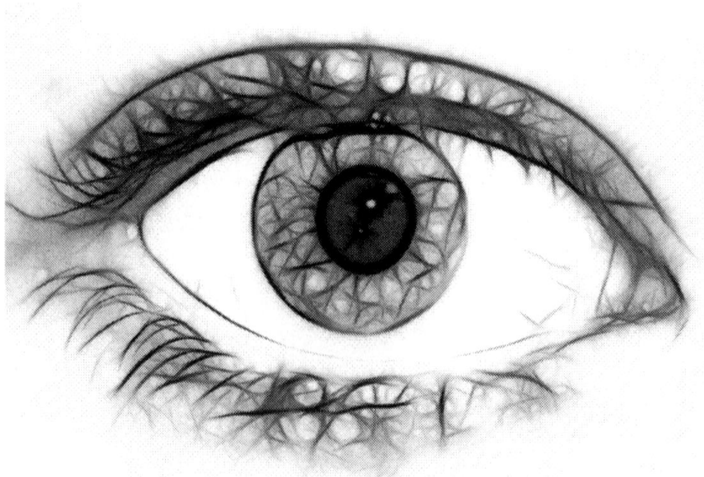

Nr. 54

Gesunde Haut durch Ayurveda

Die Haut ist nicht nur das größte Organ des menschlichen Körpers, sie ist auch der Spiegel des Innenlebens. Für die Ayurveda-Therapeuten hat die Haut große Bedeutung in der Diagnostik. An keinem anderen Organ oder Gewebe kann er deutlicher Eigenschaften oder aktuelle pathologische Veränderungen erkennen.

Aus ayurvedischer Sicht ist die Haut ein Nebengewebe, das aus dem dritten Hauptgewebe (Fleisch) entsteht. Sie steht unter dem Einfluss der anderen Hauptgewebe Nährsaft und Blut. Der Nährsaft entscheidet über Spannungszustand und Feuchtigkeit der Haut. Ein schwaches Rasa Dhatu (Lymphe/Blutplasma) erzeugt Trockenheit und Faltenbildung, erkranktes Rakta Dhatu (rote Blutkörperchen) führt zu Unreinheiten und verschiedenen Hauterkrankungen.

Vata dominierte Haut zeigt die Eigenschaften dünn, trocken, fein, rau, kalt, glanzlos, blass und neigt zu vorzeitiger Alterung und Faltenbildung. Sie benötigt milde Reinigung und Pflege oft schon in jungen Jahren.

Pitta dominierte Haut kennzeichnet eine starke Pigmentation, Rötung, Wärme und Feuchtigkeit, evtl. Öligkeit. Sie neigt zu Infektionen und wird stark von der Ernährung beeinflusst. Sie benötigt intensive Reinigung und Pflege mit reizarmen, kühlenden, talg-reduzierenden und entzündungshemmenden Substanzen.

Kapha dominierte Haut besitzt eine größere Dicke, ist genügend feucht, kühl und makellos leuchtend. Sie ist relativ pflegeleicht, eine „normale“ regelmäßige Reinigung reicht aus.

Es kommt auf den Stoffwechsel an

Stoffwechselstörungen und deren Folgen für das Hautbild werden im Ayurveda wie folgt beschrieben:

- „Ama“ (unverarbeitetes, unreifes) Durch Verzehr schwer verdaulicher Nahrungsmittel bei unzureichendem Verdauungsfeuer (Agni) entstehen klebrige Blockaden in den Kanälen. Negative Folgen für die Haut können sein: Aufgedunsenheit, Schwellungen, Schuppenbildung, Glanzlosigkeit, Flecken und Durchblutungsstörungen. Zu den ungünstigen Lebensmitteln gehören fettes Fleisch, Käse, glutenhaltiges Getreide, Süßspeisen, süße, gekühlte Getränke und übermäßiger Rohkostkonsum.

- „Raktadushti“ (verdorbenes Blut) entwickelt sich durch den Konsum von Reizstoffen wie Alkohol, scharfe und saure Kost, gebratene und frittierte Speisen, fermentierte Stoffe und übermäßige Sonneneinstrahlung. Folgen für die Haut können sein: Rötungen, Entzündungen, Juckreiz, Unreinheiten, Schwitzen und Pigmentstörungen. Ayurvedisch gesehen verursacht „unreines Blut“ Hautallergien sowie Unverträglichkeitsreaktionen. Blutreinigende Mittel und Ausleitungsverfahren können hier hilfreich sein.

In ayurvedischen Texten werden die Ursachen für Hauterkrankungen wie folgt beschrieben:

- Übermäßiger Verzehr von: Salzigem, Saurem, frischem Getreide, Fisch, Joghurt, Milch, Gebäck, Sesam, Rettich, Hülsenfrüchten und Zucker
- Konsum von fettigen und schweren Lebensmitteln
- Kaltes Wasser in brütender Hitze, körperliche Anstrengung, Schrecksituationen
- Unterdrückung der natürlichen Bedürfnisse
- Verzehr ungekochter Nahrung
- Nicht fachgerechte Ausleitung
- Tagesschlaf
- Sexuelle Aktivität bei unzureichender Verdauung
- Beleidigungen von Heiligen und Lehrern und „sündenreiche Taten“

„Caraka Samhita, Cik.7. 4-8“ – Klassiker des Ayurveda

Die meisten der aufgeführten Punkte begünstigen das o.g. Ama und Raktadushti oder verursachen ein mentales Ungleichgewicht.

Haut und Psyche

Schon im Volksmund werden Zusammenhänge deutlich, wie „zum aus der Haut fahren“ oder „etwas hautnah erleben“. Gemütszustände zeigen sich durch Erröten, Blasswerden, Schweiß-ausbrüchen usw. Hauterkrankungen wie z.B. Neurodermitis können sich aus psychischen Störungen wie Ängsten oder Stress entwickeln. Immunvegetative Fehlregulationen führen zu Juckreiz und entzündlichen Prozessen. Diese Hauterkrankungen werden aus Ayurveda-Sicht durch erhöhtes Vata, Pitta und Rajas (geistige Unruhe) hervorgerufen. Im umgekehrten Fall können auch körperliche Erkrankungen zu psychischen Belastungen führen. Als Beispiel die Depression bei Schuppenflechte oder die sozialen Phobien (Ängste in der Öffentlichkeit) bei ausgeprägter Akne. Die Bewältigung emotionaler Probleme kann das Hautbild deutlich verbessern.

Ernährungsregeln für ein gesundes Hautbild

Eine optimale Ernährung beugt freie Radikalen vor, fördert die Ausschüttung verjüngender Hormone und versorgt die Haut mit wichtigen Nährstoffen, ohne sie zu reizen oder mit Rückständen zu belasten. Die ayurvedische Empfehlung für gute Hauternährung ist vegetarisch basiert, dass der Verzehr von Fleisch und Fisch als Auslöser von Hautproblemen gilt.

Empfohlen werden:

- Lebensmittel mit bitterem und süßem Geschmack
- Gedünstetes Gemüse

- Frisches, saisonales Obst, frische Salate aus Löwenzahn, Chicoree, Radicchio der Endivien
- Quinoa, Reis, Dinkel, Hafer und Weizen
- Geschälte gelbe Mung-Linsen
- Sahne und Milch in Bio-Qualität (pasteurisiert)
- Hochwertige Fette wie Olivenöl, Ghee und Kokosfett
- Milde Gewürze wie Kardamom, Koriander, Kurkuma und Ingwer.

Gemieden oder reduziert werden sollten:

- Lebensmittel mit stark saurem Geschmack
- Scharfes Anbraten, Grillen, Rösten und Frittieren
- Rohes Fleisch, dunkler Fisch sowie Meeresfrüchte
- Alkoholische Getränke
- Hocherhitzte Öle wie Sesam-, Distel und Sonnenblumenöl
- Fermentierte und auch Fertigprodukte
- Sehr scharfe Gewürze wie Chili, Pfeffer usw.
- Salz.

Durch die Umsetzung dieser Regeln wird eine stabile Hautbarriere gefördert und gleichzeitig die Entstehung von Allergien und Entzündungen verringert.

Verzehren Sie täglich drei Mahlzeiten im Abstand von 4-6 Stunden. Nehmen Sie keine Zwischenmahlzeit ein, das behindert den Verdauungsprozess. Kombinieren Sie nicht zu viele Zutaten in einer Mahlzeit. Ausreichend sind 1-2 Getreidearten im Frühstücksmüsli, 1-2 Salatarten und 2-3 Gemüsesorten. Unterbleiben sollte vor allem die Kombination von Milch mit Obst, Fleisch, Fisch und sauren Nahrungsmitteln.

Darm und Haut werden dafür danken!

Nahrungsergänzung für die Haut

Der Einsatz nachfolgender Rezepturen kann Trockenheit und Entzündungen vorbeugen und die Hautalterung verlangsamen.

- Amalaki – Emblica officinalis > antioxidativ, kühlend, haartonisch
- Chandana – Santalum album > kühlend, beruhigend, aufhellend
- Guduci – Tinospora cordifolia > antioxidativ und blutreinigend
- Haridra – Curcuma longa > blutreinigend, entzündungshemmend, antiallergisch
- Khadira – Acacia catechu > antiekzematös, adstringierend
- Kumari – Aloe vera > kühlend, wundheilend, entzündungshemmend
- Mandukaparni – Centella asiatica > beruhigend, hautverjüngend
- Manjishta – Rubia cordifolia > blutreinigend, pigmentkorrigierend

- Nimba – Azadirachta indica > antimikrobiotisch gegen Bakterien und Pilze wirksam
- Sariva – Hemidesmus indicus > juckreizlindernd, schweißregulierend, antiallergisch
- Shallaki – Boswellia serrata > entzündungshemmend, antiallergisch, antitumorös
- Yashtimadhu – Glycyrrhiza glabra > das „ayurvedische Cortison", wundheilend.

Tipp:

1. Der tägliche Verzehr eines gehäuften Teelöffels „Chyavanprash Amla-Mus" zum Frühstück stärkt Haut, Haar und Nägel.

2. Der beste Tee für reine gesunde Haut: 1 Esslöffel „Sariva Chuma" über Nacht mit 1 Liter handwarmen Wasser ansetzen, morgens durchsieben und auf Trinktemperatur bringen. Verteilen Sie die Menge über den ganzen Tag. Eine Trinkkur dauert in der Regel 4 Wochen. Danach trinkt man 1-2 Tassen täglich.

3. Eine Besonderheit ist die Zubereitung von bitteren Heilpflanzen in Ghee. Das Bitterghee „Panchatikta Ghrta" kann in niedriger Dosis (10-20 ml) täglich eingenommen werden.

Gesunde Haut, mehr Selbstvertrauen und Wohlbefinden kann durch diese ayurvedischen Tipps erlangt werden. Drei Viertel davon bewirkt die gesunde Lebensweise und Ernährung und das letzte Viertel die richtige Pflege.

Burnout verstehen

„Die Akkus sind leer, ausgebrannt sein, nicht mehr können", diese Empfindungen tragen allesamt den Namen „Burn-Out" oder Erschöpfung.

In erster Linie ist die Erschöpfung eine ganz natürliche Reaktion auf vollbrachte Leistung. Nach ausreichend Ruhe, Schlaf und/oder Urlaub sind Körper und Geist wieder frisch und aufgetankt. Lassen sich die „Batterien" aber trotz adäquater Erholungsphasen nicht wieder aufladen, ist vielleicht Gefahr in Verzug. Erschöpfungszustände äußern sich in der Regel durch ständiges Abgeschlagen sein. Der Betroffene fühlt sich müde, kraftlos, lustlos, unbelastbar, ständig gereizt und überfordert. Diese Erfahrung kann jeder machen, doch häufig trifft es Menschen, die im Alltag ein gesteigertes Maß an Kontakten zu anderen Menschen oder der Öffentlichkeit haben, z.B. Gesundheitsberufe, Lehrer u.ä.

Die Phase des „Ausbrennens" startet zumeist mit übermäßiger beruflicher oder auch privater Belastung, Überaktivität und übertriebenem Ehrgeiz unter Missachtung der eigenen körperlichen wie geistigen Bedürfnisse, sowie der Vernachlässigung sozialer Kontakte. Dem hohen Engagement folgen Abbau und Verzweiflung. Je weiter fortgeschritten der Zustand ist, umso umfangreicher werden die therapeutischen Maßnahmen sein müssen!

Wie entwickelt sich der Prozess der Erschöpfung?

Dazu gibt es zahlreiche Überlegungen. Wie stark ist die „Lebensbatterie" aufgeladen und wie viel ist schon vorzeitig verbraucht? Gelingt es, täglich Energie zuzuladen? Liegt der gegenwärtige Energiebedarf über oder unter der gespeicherten Ladung? Ist diese Bilanz negativ, wird der Organismus geschwächt – ist sie hingegen positiv, können Reserven aufgebaut werden. Vitalität und Leistungsvermögen wird von mehreren Faktoren bestimmt, dazu eignet sich als Diagnoseverfahren die Gegenüberstellung von Fülle und Leere anhand geistiger und körperlicher Zustände, um den Grad der Erschöpfung zu verstehen.

Stellen Sie Merkmale eines beginnenden Burnouts an sich fest, lassen Sie sich von einem ayurvedischen Therapeuten beraten. Die kombinierte Behandlung aus Laboruntersuchungen, psychologischen Tests, Verhaltenstherapie und ayurvedischer ganzheitlicher Medizin hat sich bewährt.

Sieben Schritte zur Vorbeugung eines Erschöpfungssyndroms

1. Stärkung des Wohlbefindens durch gesunde Ernährung, bewusste Atmung, Bewegung, Schlafhygiene und Körperpflege

2. Erstellen einer Hedonie-Liste (Liste aller Dinge, die man tun möchte, aber nie Zeit hatte)

3. Optimierung der Zeit-/Freizeitgestaltung zwischen „Muss und Muße“

4. Anpassung von Leistungsansprüchen im Job und Familie

5. Stressbewältigungsstrategien erlernen

6. Rückbesinnung auf erfüllende Bedürfnisse und Werte

7. Achtsamkeitsübungen durch meditative Techniken.

Therapeutische Ergänzungen

- Phytotherapie: Es können individuelle Rezepturen auf den aktuellen Zustand und Krankheitsverlauf zusammengestellt werden, z.B.:

  - Withania somnifera und Sida cordifolia wirken aufbauend, stärkend beim „Leere-Syndrom“.

  - Commiphora mukul kann Blockaden lösen und Fülle abbauen.

  - Trikatu stärkt das Körperfeuer.

  - Rhodolia rosea, Panax Ginseng u.a.m. machen widerstandsfähig gegen Stress.

- Ausleitungsverfahren: Erschöpfung z.B. durch Übergewicht oder Anlagerungen im Zellgewebe können durch Ausleitungsverfahren therapiert werden. Dies kann, abhängig von den Möglichkeiten des

Betroffenen, ambulant in einer Praxis oder stationär erfolgen.

- Manualtherapie: Durch Ölmassagen mit Medizinalölen, nährende Massagen und aufbauende Bäder konnten bei „Leere-Erschöpfung" gute Erfolge erzielt werden.

- Psychotherapie: Um den Übergang von einer Erschöpfung in die Depression zu verhindern, kann die Zusammenarbeit mit einem Psychotherapeuten sinnvoll sein. Verfügt der ayurvedische Therapeut nicht über genügend Kenntnisse in der psychologischen Diagnostik, wird er von sich aus die Vorstellung bei einem Psychotherapeuten vorschlagen.

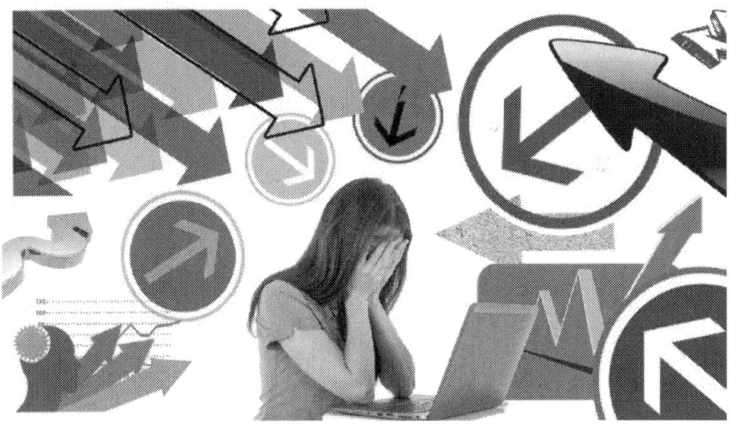

Nr. 55

Befreiung von Kopfschmerzen

Es klopft, pocht, drückt oder sticht – Kopfschmerzen können die Lebensqualität signifikant herabsetzen und nach einer Umfrage im Jahre 2017 sind in Deutschland etwa 30% der Frauen und 20% der Männer mehrmals im Monat davon betroffen. Als vermeintliche Ursachen dafür werden Stress und auch Wetterwechsel genannt. Die Folgen sind Fehltage im Job, Schmerzmittel, schlechte Stimmung.

Den Ursachen von Schmerzen versucht die Ayurvedamedizin auf den Grund zu gehen. Die beteiligten Faktoren können durch genaue Befragung und Untersuchung analysiert werden. Die anschließende ganzheitliche Behandlung ist individualisiert und weicht von der Idee „schnell eine Tablette nehmen" entschieden ab.

Vedana – der Schmerz nach ayurvedischer Auffassung

Es werden im Ayurveda 10 Schmerzarten unterschieden. Drei übergeordnete Arten gehen von der krankhaften Steigerung der Doshas aus:

- Shula (Stachel) bedingt durch Vata
- Daha (Brennen) bedingt durch Pitta
- Kandu (Juckreiz) bedingt durch Kapha.

Kopfschmerzen haben im Ayurveda die Bezeichnung „Shirahshula“ und gehören zu den Erkrankungen des Kopfes „Shioroga“.

Welches Dosha das am Schmerz beteiligte ist, lässt sich an den Merkmalen erkennen:

- Vata bedingt: stechend, pochend, schneidend, in der Intensität am stärksten. Betroffene Stellen sind oft Schläfenregionen und die Augenbrauenmitte. Sie können einhergehen mit Bewegungsunfähigkeit, aber auch mit verstärkter Bewegung. Die Schmerzen können von Nackensteifigkeit ausgehen und nach oben ziehen.

- Pitta bedingt: brennend, begleitet von Durst, Hitzegefühlen und starker Schweißbildung, manchmal zeigen sich Rötungen und Schwindel. Oft sind die Augen beteiligt, die als Sitz von Pitta gesehen werden.

- Kapha bedingt: dumpf, mit den weiteren Merkmalen Kühle, Engegefühl, Taubheit, Schwellung, Appetitlosigkeit, Müdigkeit und Juckreiz. Betroffene beschreiben ein Gefühl von „eingehüllt sein in nasse Lappen“.

Vereinfacht gesagt, werden Spannungskopfschmerzen vom Vata Dosha, Migräne hauptsächlich vom Pitta Dosha und Schmerz durch Nasennebenhöhlenprobleme vom Kapha Dosha verursacht. In der Praxis werden allerdings häufig Dosha-Kombinationen festgestellt, die die Urheber der Kopfschmerzen darstellen. Ein erfahrener Therapeut sollte die Diagnostik übernehmen. Er wird in der

Anamnese fragen, in welcher Situation der Schmerz sich verändert.

Vata-Schmerz ist beweglich, trocken und kalt.
Er verstärkt sich:

- nüchtern, bzw. vor der Nahrungsaufnahme
- am Nachmittag, am Abend, nachts
- in der Dunkelheit
- bei Kälte, Wind, Wetterwechsel
- bei Wechsel der Jahreszeiten, im Herbst und Winter
- in den Wechseljahren, vor und zu Beginn der Monatsblutung
- durch Schlafmangel
- bei Nahrungsverzicht
- nach körperlicher Belastung
- nach Ausleitungstherapien
- bei ungenügender Stressbewältigung
- bei Angst, Kummer, Trauer.

Er verringert sich:

- nach den Mahlzeiten
- am Vormittag, am Mittag und bei Tageslicht
- bei feuchter Wärme
- im Frühjahr und Sommer
- nach der Monatsblutung und etwa um den Eisprung

- durch Ölungen

- durch sachten Druck auf die betroffenen Stellen

- durch Entspannung, Ruhe, Schlaf

- durch Tiefenatmung.

Pitta-Schmerz ist heiß und penetrierend (durchdringend). Er verstärkt sich:

- zwischen Mahlzeiten
- bei Alkoholgenuss
- durch scharfe, saure, salzige Lebensmittel
- am Mittag und gegen Mitternacht
- bei Hitze, Lichtexposition
- im Hochsommer und frühem Herbst
- rund um Eisprung, Monatsblutung und in den Wechseljahren
- durch Schlafmangel
- durch Nahrungsverzicht
- durch körperliche Anstrengung
- bei unzureichendem Stressabbau
- bei Konflikten, Ärger, Zorn.

Er verringert sich:

- nach dem Essen

- durch Kälte, Berg- und Seeklima

- im Winter und Frühjahr

- durch kühle, süße Speisen

- durch kühle Umschläge

- durch Dunkelheit, Ruhe, Schlaf, Entspannung.

Kapha-Schmerz ist schwer, träge, ölig und schleimig. Er verstärkt sich:

- nach der Mahlzeit
- am Morgen
- nach langem Schlafen
- bei sitzender Lebensweise
- nach überreichlichem Essen
- nach Verzehr süßer, feuchter Nahrungsmittel
- bei feucht-kaltem Wetter
- im Winter und Frühjahr
- bei Antriebsarmut, Trägheit und einem Übermaß an Ruhe.

Er verringert sich:

- bei Reduktionsdiät und nüchternem Magen

- bei Wind und trockner Wärme

- im Herbst und Sommer

- durch Dehnung, Bewegung, Sport

- nach trocknen Massagen zwecks Durchblutungsförderung

- durch Motivation und zielorientierter Tätigkeit.

Im Anschluss folgt die körperliche Inspektion mit Puls-Zungen-Haut-Augen-Stirn und Antlitz-Analyse. Die Ergebnisse aller Fragen und Untersuchungen führen zur Diagnose und einem individuellen Therapieplan.

Nachfolgende Maßnahmen können zum Einsatz kommen:

- Ernährung: Es wird ein Plan unter Berücksichtigung von Lebensmittelauswahl, Zubereitungsart, Menge und Kombination erstellt.

- Lebensstil: Vorrangig geht es um Schlafgewohnheiten, Bewegung, Atmung, Zeitgestaltung, Körperpflege und Sinneseindrücke.

- Phytotherapie: Es stehen vielfältige Nahrungsergänzungen zur Verfügung, die gemäß ayurvedischer Diagnostik zusammengestellt werden.

- Externe Maßnahmen: Beeindruckende Resultate heben Kopfbehandlungen (Stirnölguss) und Auflagen wie Bandagen gezeigt. Zusätzlich empfohlen werden Massagen und Kräuterstempel-Behandlungen (Pindasveda).

- Ausleitungsverfahren: Bei Vata-dominierten Kopfschmerzen können Darmeinläufe (Basti), bei Pitta-Dominanzen Abführverfahren (Virechana) und bei Kapha Magenspülungen (Vamama) Hilfe bringen. In sämtlichen Fällen wird die Intranasal-Therapie (Shirovirechana) mit Pulver und Ölen durchgeführt.

- Psychosomatische Therapie: Hier ist es hilfreich, die Symbolik hinter den Schmerzen zu deuten: Was verursacht mir Schmerzen? Was erzeugt Druck? Häufig verursachen Ängste, Konflikte, Stress oder Depressionen Kopfschmerzen. Ayurvedische Psychosomatik handelt verhaltensorientiert, erkenntnis- und achtsamkeitsbasiert. Sie arbeitet mit Wertanalysen, Rahmenveränderungen und Methoden zur Verbesserung geistiger Fertigkeiten, z.B. durch Meditation.

Die schmerztherapeutischen Resultate im Ayurveda sind nachhaltig und vom Verstehen der Zusammenhänge zwischen Beschwerden, Ursachen und Auslösern geprägt.

Diese Lebenshilfe kann Betroffene in die Lage versetzen, durch Änderungen in ihrer Lebensführung die Schmerzentwicklung zu beherrschen und weitestgehend zu beseitigen.

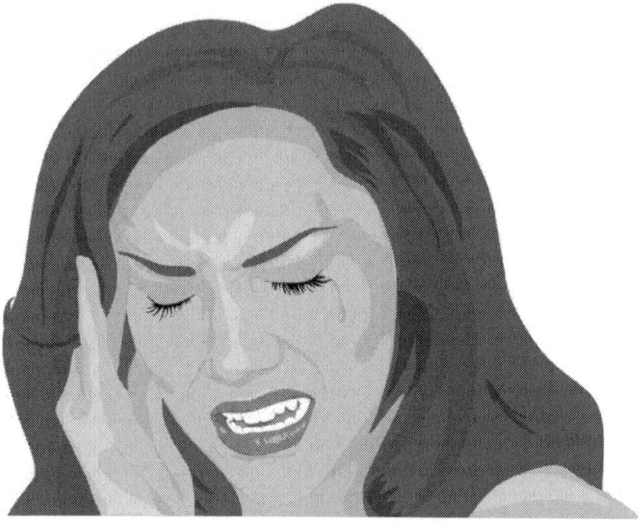

Nr. 56

Ayurveda bei Heuschnupfen

Das Frühjahr mit den ersten warmen Sonnenstrahlen und duftenden Frühblühern ist für Heuschnupfen-Geplagte leider nicht die schönste Jahreszeit. Die Zeit des Pollenfluges beginnt. Was empfiehlt der Ayurveda bei Heuschnupfen?
Laut Ayurveda-Lehre ist Heuschnupfen eine Störung des Doshas Vata und vor allem Kapha, was sich wie folgt äußert:

- ständiges Niesen
- laufende Nase, verstopfte Nase
- starkes Jucken in der Nase und/oder den Augen
- gerötete, tränende Augen.

Die gängige Heuschnupfen-Therapie durch Antihistaminika kann unangenehme Nebenwirkungen mit sich bringen, z.B. Trockenheit in Nase und Mund, Müdigkeit, Konzentrations- und allgemeine Schwäche. Die indische Heilkunst greift auf natürliche, einfache Mittel zurück und rät zu folgenden Maßnahmen:

1. **Ernährung:** Ein geschwächtes Verdauungsfeuer (Agni) kann Ursache der Dosha-Störung sein. In dem Fall sind alle schleimfördernden Nahrungsmittel ungünstig, wie Weißbrot, alle Milchprodukte, Nudeln, saure Früchte wie Orangen, Ananas und Grapefruit. Empfehlenswert sind: Amaranth-, Dinkel- und Roggenprodukte sowie Couscous und bittere Gemüse,

z.B. Lauch, Karotten, Sellerie, Spinat, Paprika und Kohl.

2. **Flüssigkeitszufuhr:** Trinken Sie reichlich heißes Wasser oder Kreuzkümmeltee (ca. 2 Liter täglich)

3. **Spezialgetränk:** Kurkuma-Wasser, es fördert die Abwehrkräfte und heilt Schleimhäute, dazu ¼ Teelöffel Kurkumapulver in 250ml heißem Wasser auflösen – 2x täglich.

4. **Nasenölung:** Massieren Sie morgens etwas Sesamöl oder Ghee in die Nasenflügel (mit dem kleinen Finger). Durch das Öl kommen weniger Pollen herein.

5. **Nasenspülung:** Spülen sie die Nase mit ca. 200ml warmem Meersalz-Wasser mit einem „Neti-Kännchen“ (spezielles Nasenkännchen).

6. **Inhalation:** Dafür geben Sie einige Tropfen gutes Minzöl in eine Schale mit heißem Wasser. Inhalieren Sie 2x täglich etwa 5 Minuten.

7. **Die Abwehrkräfte stärken:** Um das Immunsystem zu stärken, braucht der Körper reichlich Vitamin C und E. Verzehren Sie daher einige kandierte Amla-Früchte (indische Stachelbeere) täglich oder nehmen Sie 2x täglich 1 Teelöffel Chyavanprash (Fruchtmus, im Ayurveda-Handel erhältlich).

Erkältungskrankheiten vorbeugen

Husten, Schnupfen, Heiserkeit und die nächste Grippewelle droht. Viele Infekte sind durch einige einfache Regeln zu vermeiden. Zumeist sind Erkältungskrankheiten von Rhinoviren verursacht und durch Tröpfchen beim Niesen, Husten, Sprechen usw. übertragen. Auch Klimaanlagen stellen eine Infektionsquelle dar. Trockene, schlecht durchblutete Schleimhäute begünstigen das Eindringen der Erreger. Hier setzt die Prävention an. Durch Wärmen, Befeuchten, Ölen und die regelmäßige Reinigung der Atemwege kann so mancher Infekt vermieden werden:

1. Nasenspülung mit Salzwasser

Die tägliche Spülung mit Meersalz reinigt den Nasen-Rachenraum und beugt effektiv Erkältungen vor. Sie verhindert das Austrocknen der Schleimhäute und allergische Reaktionen. Bereiten Sie eine Salzwasserlösung: 9g naturbelassenes Meersalz werden in 1 Liter Wasser gelöst. Füllen Sie die Lösung in ein Nasenspülkännchen. Über dem Waschbecken die Lösung in ein Nasenloch einfließen lassen. Sie kommt auf der anderen Seite wieder heraus. Anschließend das Ganze umgekehrt.

2. Intranasale Ölung

Träufeln Sie vorsichtig 3-4 Tropfen Nasenöl in die Nasenflügel. Die Tropfen wärmen die Schleimhäute, verringern die Austrocknung und bilden einen Schutzfilm, durch den keine Keime eindringen können.

Zu empfehlen sind folgende Rezepturen:

- „Anu Taila“ – präventiv geeignet für jeden

- „Shadbindu“ – wirkt entzündungshemmend, abschwellend und schleimlösend.

Die Ölung in den ersten Tagen einer Infektion nicht vornehmen!

3. Meerwasser-Inhalation

Dafür wird ein Ultraschall-Inhalator benötigt. Dampf-Inhalationen wirken entspannend, entkrampfend und wohltuend wie ein Spaziergang am Meer. Durch die Ultraschall-Vernebelung werden auch die unteren Atemwege erreicht. Inhalatoren sind ab ca. 35 Euro im Fachhandel oder Internet-Shops erhältlich.

4. Der Einsatz von Ergänzungsmitteln

Folgende Mittel unterstützen das körpereigene Abwehrsystem:

- Amla-Fruchtmus „Chyavanprash“ – der bekannte und beliebte Immunstabilisator.
  1 gehäufter Teelöffel morgens mit Milch, Tee oder ins Müsli.

- „Curcuma Longa“ – das gelbe Gold, ein wirkungsvolles Immunlogika aus der Heilkunde. Täglich 2x 500mg Extrakt.

- „Tinospora cordifolia“ (Guduchi) – ein bekannter ayurvedischer Immunmodulator: 2x 500mg am Tag für die weißen Blutkörperchen.

- „Trikatu“ – schwarzer und langer Pfeffer und getrockneter Ingwer. 2x täglich ¼ Teelöffel mit Wasser und Thymianhonig.

- Vitamin C – täglich 1g verkürzt die Krankheitsdauer.

- Zink – ca. 30mg täglich stimuliert die Abwehr.

5. Tee und Wasser trinken

Kräutertees wirken zweifach, zum einen durch die Wärme und zum zweiten durch die Heilpflanzen. Pfefferminze, Eukalyptus und Thymian beinhalten ätherische Öle; Malve, isländisches Moos und Eibisch Schleimstoffe; Efeu, Schlüsselblume und Süßholz Sapine und Zwiebel, Meerrettich und Knoblauch Senföle. Der Spitzenreiter bei allen Erkältungstees ist Ingwer. Seine Scharfstoffe werden für ihre Infekt abwehrende Wirkung geschätzt. 1-3 Tassen Ingwertee täglich beugen effektiv vor. Bei einer akuten Infektion darf es gern die doppelte Menge sein. Trinken Sie zusätzlich viel Wasser (2-2 ½ l) täglich.

6. Vitalstoffreiche Kost

Nahrung mit viel frischem Obst und Gemüse enthält reichlich Vitamine, Mineralien und sekundäre Pflanzenstoffe (Phytamine), die das Immunsystem stärken. Würzen Sie mit Pfeffersorten, Kümmel und

Senf. Dünsten Sie diese in etwas Ghee oder Öl an und geben dann das Gemüse dazu. So werden die ätherischen Öle verstärkt.

7. **Ausreichender Schlaf**

Schlafstörungen und Schlafmangel machen anfällig für Infekte. Unterstützen Sie den Tiefschlaf, indem Sie vor Mitternacht schlafen gehen. Sorgen Sie für angenehme Raumluft, Ruhe und Dunkelheit.

8. **Lüftung und Befeuchtung der Wohnräume**

Tauschen Sie durch regelmäßige Stoßlüftung die verbrauchte Luft in den Räumen aus. Zu trockene Luft kann durch Zimmerbrunnen oder Befeuchtungsgeräte verbessert werden. Oft reicht auch eine Schale mit Wasser auf dem Heizkörper. Die optimale Feuchte beträgt 40-60%, unter 30% erhöht sich die Infektanfälligkeit. In trockener Luft haben Viren gute Überlebenschancen und Tröpfchen können sich besser verbreiten.

9. **Händewaschen**

Guttemperiertes Wasser und milde Seife reichen zumeist aus, um Erreger „wegzuwaschen“. Waschen Sie Ihre Hände immer vor einer Mahlzeit und nach Kontakt mit Erkrankten, z.B. bei der Begrüßung.

10. **Kontakt mit Kranken**

Wir können und wollen den Kontakt mit Erkrankten nicht immer vermeiden. Doch man kann vorbeugen.

Tauschen die das „Küsschen-Küsschen“ durch ein freundschaftliches Nicken aus. Halten Sie möglichst einen Meter Distanz. Diese Strecke können Viren problemlos durch Tröpfchen zurücklegen. Auch der gemeinsame Aufenthalt in engen Räumen ohne Frischluftaustausch (z.B. im Auto) ist problematisch.

11. Bewegung

Regen Sie Kreislauf und Durchblutung durch ausreichend Bewegung an. 30-60 Minuten täglich Ausdauersport oder Kraftausdauertraining sind optimal, besonders an frischer Luft, allerdings nicht bei Minusgraden.

12. Die richtige Kleidung

„Es gibt kein schlechtes Wetter, nur unpassende Kleidung“ – So ist es! Tragen Sie bei Kälte unter der Bluse usw. warme Wäsche. Das hat nichts mit „Weichei“ zu tun, sondern mit Vernunft. Warme Kleidung verhindert das Eindringen der Kälte und so auch die Schwächung der Immunabwehr.

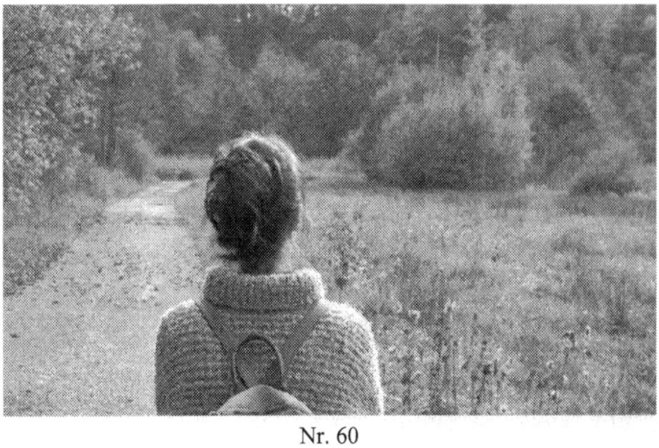

Nr. 60

Schwere Beine – Ayurveda kann helfen

Besonders an heißen Sonnentagen haben viele Menschen Last mit „schweren Beinen“. Ursache dafür sind hohe Temperaturen, die der Körper durch einen Regulierungsmechanismus auszugleichen versucht. Durch die Gefäßerweiterung der Venen erhöht sich die Wärmeaustauschfläche und der Körper kühlt sich selbst.

Dieses Kühlsystem kann aber den unerwünschten Effekt haben, dass die Venenklappen, die für den Rücktransport des Blutes zuständig sind, nicht ausreichend arbeiten. Zusätzlich verliert der Körper bei sommerlichen Temperaturen viel Flüssigkeit, was das Blut dickflüssig werden lässt, mit der Folge, dass sich das Blut in Füßen und Beinen staut und unangenehme, oft sogar schmerzende Schwellungen hinterlässt.

Tipps, um die Beschwerden zu lindern

Tägliche Bewegung, vor allem Joggen, Walken, Radfahren und auch einfache Spaziergänge wirken vorbeugend, aber auch akut. Außerdem helfen Gymnastikübungen wie diese:

1. Nehmen Sie die Rückenlage ein, die Beine in ca. 90° Winkel auf einen Hocker o.ä., die Arme liegen parallel zum Körper.

2. Drücken Sie die Hände auf den Boden und ziehen die Zehen an. Heben und senken Sie das Gesäß, ca. 10-mal im Wechsel.

3. Machen Sie eine kleine Pause, während der Sie die Fußspitzen anziehen und strecken.

4. Wiederholen Sie die Übung 3-mal.

5. Zum Schluss lassen Sie jeden Fuß 10-mal nach rechts und links kreisen.

Diese Übung stärkt Bauch- und Rückenmuskulatur, sowie Gesäß- und die hintere Bein-muskulatur.

Massage

Eine Massage (5-10 Minuten) am Abend mit ayurvedischen Ölen kann hilfreich sein. So fördert „Dhanvantaram-Öl“ (schwarzes Sesamöl) den Lymphfluss und wird bei geschwollenen Füßen und schmerzhaften Gelenken verwendet.

Kühlend und die Durchblutung anregend wirkt „Karpo Taila“. Beide Öle sind im Fachhandel erhältlich.

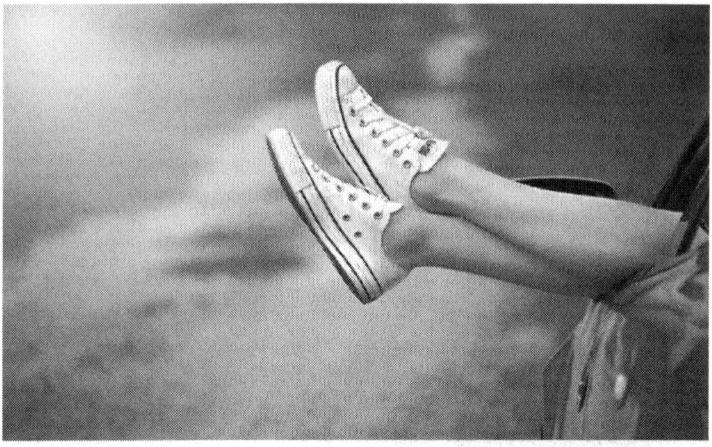

Nr. 61

Der gefürchteten Demenz-Erkrankung vorbeugen

Die Persönlichkeit verändert sich, gerade Erlebtes wird nicht erinnert, das Interesse an bisher freudig erledigten Dingen erlischt, die Überforderung mit Alltäglichem wird größer. All das können Anzeichen einer Demenz sein, die zu den am häufigsten auftretenden Erkrankungen im Alter zählen. Es gehören ca. 50 degenerative Erkrankungen des Gehirns dazu, die zum Verlust geistiger Leistungsfähigkeit führen. Nach Schätzungen leben in Deutschland ca. 1,4 Millionen Menschen mit einer Demenz-Erkrankung, weltweit soll sich die Zahl bis 2050 von aktuell 35 Millionen auf 115 Millionen erhöhen. Dem Gesundheitssystem fehlt es bislang an Strategien, eine bedarfsorientierte Pflege der Betroffenen sicherzustellen.

Als häufigste Form der Demenz-Erkrankung wird „Alzheimer" genannt, nach dem Psychiater Alois Alzheimer, der erstmals 1906 „über einen eigenartigen schweren Erkrankungsprozess der Hirnrinde" berichtete. In der Hauptsache betroffen sind Kurzzeitgedächtnis, Denkvermögen, Sprache und Motorik. Die „Internationale Klassifikation der Krankheiten unterscheidet vier Gruppen:

- Demenz bei Alzheimer-Erkrankung – betrifft ca. zwei Drittel der Erkrankten

- Vaskuläre Demenz – die Urheber sind Durchblutungsstörungen, etwa 1/5 aller Erkrankungen

- Demenz, andernorts klassifiziert, z.B. „Morbus Parkinson“

- Sonstige.

Während die Funktionsweise durchblutungsbedingter Formen weitestgehend geklärt ist, konnten die Ursachen von „Morbus Alzheimer“ bisher nicht endgültig geklärt werden. Bekannt ist, dass sich schon Jahre vor Ausbruch der Krankheit Eiweißbruchstücke, auch „Amyloid-Plaques“, im Gehirn anlagern. Diese stören den Informationsaustausch der Nervenzellen. Die Folge ist fortschreitender Verlust der Nervenzellen und die Schrumpfung des Gehirns bis zu 20%. Hauptrisikofaktoren sind neben dem hohen Alter Durchblutungsstörungen, hoher Blutdruck, Diabetes, Übergewicht, Alkoholsucht und erhöhte Homocysteinspiegel (eine toxische Aminosäure). Die genetische Veranlagung spielt eine Rolle, Alzheimer tritt in manchen Familien gehäuft auf. Der Risikofaktor von Kindern und Geschwistern Betroffener steigt vor allem dann, sollte die Krankheit frühzeitig ausbrechen. Der Verlauf neurodynamischer Demenzerkrankungen erstreckt sich meist über viele Jahre und führt zu umfangreicher Hilfs- und Pflegebedürftigkeit.

Verlauf von „Morbus Alzheimer“

Es können u.U. drei Jahrzehnte vergehen, bis sich erste Anzeichen bemerkbar machen. Anfangs kann das Gehirn den Verlust von Nervenzellen kompensieren.
Im **Frühstadium** leiden Betroffene unter Erinnerungslücken, z.B. Namen fallen nicht ein,

Gegenstände werden verlegt, die Konzentrationsfähigkeit lässt nach, Informationen werden schlechter verstanden. Dieser fortschreitende Verlust der geistigen Leistungsfähigkeit kann 5-10 Jahre andauern und erzeugt Angst, Scham und Frustration bei den Betroffenen. Häufig ziehen sie sich aus der Öffentlichkeit zurück, um nicht aufzufallen.

Im **mittleren Stadium** schreitet die Persönlichkeitsveränderung weiter fort. Zunehmend gewinnen Vergesslichkeit und Orientierungslosigkeit die Oberhand. Daten und Termine werden vergessen, Erinnerungen an Erfahrungen und Personen verblassen und auch die Sprache wird beeinträchtigt. Die Situation ist für Familie und Freunde meist schwer zu ertragen. Das späte Stadium bedeutet körperlichen Verfall und den Verlust sprachlicher Kommunikation. Betroffene verlieren jegliches Zeitgefühl und können auch nächste Angehörige nicht mehr erkennen. Weiterhin kommt es zu Inkontinenz, Steifigkeit und schließlich Bettlägerigkeit. Zeitweise lassen sich Erkrankte durch bekannte Klänge, Gebete oder Düfte emotionalisieren.

Diagnose und Therapie

Medikamente, die Demenz heilen können, existieren nicht. Die vorhandenen Mittel zielen auf Symptomerleichterung und die Verlangsamung der Erkrankung ab. Je früher Symptome erkannt und behandelt werden, desto langsamer ist das Fortschreiten. Die Diagnose wird aus dem Zusammenfassen von körperlichen Untersuchungen, Labortests, CT, MRT und neuro-psychologischen Tests gestellt. Durch therapeutische Methoden, wie Verhaltenstherapie, Ergotherapie und Gedächtnis- wie Hirnleistungstrainings wird versucht, die Alltagskompetenz möglichst lange zu erhalten. Als Medikamente kommen Antidementiva, Antidepressiva und Neuroleptika zum Einsatz. Diese können bestenfalls Symptome lindern, weisen jedoch eine Reihe von Nebenwirkungen auf und sind daher sicher nicht die glücklichste Lösung.

Demenz aus Ayurveda-Sicht

Die Demenz-Ursache befindet sich im Geist und die Auswirkungen werden im Körper und den Sinnen deutlich. Der Verlust der Erinnerung wird im Ayurveda „Smriti Bhramsha“ genannt, übersetzt etwa „der schleichende Abbau der Hirnmasse (Majjakshaya). Betroffen ist das sechste der sieben Körpergewebe (Majja Dhatu-Knochenmark und Nervengewebe).

Das vorherrschende Dosha ist „Vata“, welches „Pitta“ und „Kapha“ stört.

Es werden drei zentrale Fähigkeiten (Fakultäten) des Geistes unterschieden:

- Buddhi – das Unterscheidungsvermögen
- Dhriti – Entschlossenheit, Willenskraft
- Smriti – Erinnerungsvermögen.

Der Geist wird von drei Eigenschaften geprägt: Sattva, Rajas, Tamas:

- Unter Sattva-Einfluss, der mentalen Balance, funktionieren die o.g. Fakultäten altersgerecht genau.

- Rajas (Spannung und Energie) fördert die geistigen Fähigkeiten zum Erreichen gesetzter Ziele und zum Vermeiden von unerwünschten Erfahrungen.

- Unter Tamas-Einfluss (geistige Trägheit und Dumpfheit) werden die drei Fakultäten deutlich geschwächt.

Bei der Demenzerkrankung kommt es zu Einschränkungen der geistigen Fakultäten im emotionalen, sozialen und kognitiven Bereich. Betroffene können oft nicht zwischen Realität, Vergangenheit und Traum unterscheiden. Der Verlust der Erinnerung bedeutet, dass Entscheidungen mithilfe vergangener Erfahrungen nicht mehr getroffen werden können.

Es kommt auf die Vorbeugung an

Ein bewusstes, gesundes Leben kann die Wahrscheinlichkeit, an Demenz zu erkranken, reduzieren. Die Neurobiologin und Ayurveda-Ärztin Vinod Verma beschreibt 12 Risiko-faktoren:

1. Falscher und übermäßiger Gebrauch der Sinnesorgane
2. Unkorrekte Schulter/Nackenhaltung
3. Falsche Atmung
4. Blockade der Nervenatmung
5. Wiederkehrende Erkältungen mit Scheimansammlungen

6. Chronische Vata-Imbalance
7. Tiefe Erschöpfung und allgemeine Schwäche
8. Bluthochdruck
9. Häufige mentale Anspannung, Gefühle der Hilflosigkeit
10. Traumata und Schockerfahrungen
11. Angst vor dem, was kommt, Leben in dem, was war.
12. Sprunghafte Gedanken.

Aus dem Buch: „Prevention of Dementia“.

Gemäß Verma ist das Ziel der Schutz und Erhalt von Gehirnmasse, Nervenzellen und Sinnesorganen, wie deren gesunde Interaktion. Ergänzende Maßnahmen in der Demenzvorsorge sind eine gesunde Ernährungsform, genügend Bewegung und Schlaf, private und berufliche Weiterentwicklung, aktives Gestalten und Kontaktfreude sowie tägliches Geistestraining. Die Leistung des Gehirns ist abhängig von der Beanspruchung. Es ist gut, oft neue Aufgaben zu suchen, aber ohne sich zu überfordern. Geeignet dafür sind das Erlernen von Sprachen, das Computerbedienen und Weiterbildungen jeder Art je nach Interesse. Nach Ayurveda-Lehre ist das beste Gehirn-Training die Meditation. Es können dadurch Spannungen und Emotionen gelöst, der Körper kontrolliert, der Geist fokussiert und alle Sinne reguliert werden.

„Ahara“ – Prophylaxe durch Ernährung

Aus westlicher Sicht wird zur Demenzprophylaxe und gegen Depressionen die mediterrane Kost empfohlen. Sie besteht aus viel frischem Gemüse, Obst, Fisch und Olivenöl. Die in fettem Fisch enthaltenen Omega-3-

Fettsäuren werden auch als Nahrungsergänzung gegeben. Für Veganer und Vegetarier kommen Präparate aus Meeresalgen in Betracht. Aus ayurvedischer Sicht ist Ghee das beste Fett für das Nervensystem. Dieses kann auch durch Oliven- und Walnussöl ergänzt werden. Die Wahl der Nahrungsmittel sowie das Mengenverhältnis erfolgt individuell für jede Person und nicht anhand des Krankheitsbildes allein. Deshalb kann hier keine pauschale Empfehlung gegeben werden. Zur Reduzierung des erhöhten Vata sollten allerdings regelmäßig ölige, warme und wärmende Mahlzeiten eingenommen werden.

„Vihara“ – die Ordnungstherapie bei Demenz nach Ayurveda

Betroffenen brauchen Tagesroutine mit regelmäßigen Mahlzeiten und aktiven wie auch passiven Elementen. In jedem Stadium kann Musik und Kunst lindernd wirken. So verstärkt gemeinsames Singen positive Gefühle.

„Vastu Shastra“ (Lehre vom gesunden Wohnen) kann als Milieutherapie betrachtet werden. Die Wohnraumgestaltung kann zum Wohlbefinden des Patienten beitragen. Mobiliar, Stoffe und Farben können positive Erinnerungen wecken.

https://de.wikipedia.org/wiki/Vastu

„Aushaddha“ – die Pflanzenheilkunde bei Demenzerkrankungen

Die Heilpflanzentherapie soll den Nervenstoffwechsel verbessern, der celebralen Degeneration vorbeugen und die Leistungsfähigkeit der Nervenzellen fördern.
Folgende Heilpflanzen mit antidementiven Eigenschaften können zum Einsatz kommen, wobei die genaue Kombination von einem erfahrenen Therapeuten vorgenommen werden sollte.

- **Curcuma** reduziert Amyloid-Plaques und wirkt der Ansammlung neuer entgegen. Das Gewürz wirkt entzündungshemmend und reduziert freie Radikale.

- **Brahmi** fördert kognitive Fähigkeiten, stärkt die Gedächtnisleistung und schützt vor dem amyloid verursachten Zelltod.

- **Ashwagandha** wirkt gedächtnissteigernd, verbessert die Anpassung an Stresssituationen, blockiert das Absterben der Nervenzellen und hemmt freie Radikale.

Weitere Heilpflanzen:

- Acorus Calamus = Vacha (Kalmus)

- Bacopa Monnieri = Brahmi (Kleines Fettblatt)

- Celastrus Paniculatus = Jyotishmatt (Baumwürger)

- Centella Asiatica = Mandukaparni (Indischer Wassernabel)
- Convolulus Pluricaulis = Shankhapushpi (Ackerwinde)
- Curcuma Longa = Haridra (Gelbwurz)
- Glycyrrhiza Glabra = Yashtimadhu (Süßholz)
- Nardostachys Jatamansi = Jatamansi (Indische Narde)
- Tinospora Cordifolia = Guduchi
- Withanja Somnifera = Ashvagandha (Winterkirsche).

Die positive Wirkung der Pflanzen auf das zentrale Nervensystem ist heutzutage unumstritten. Eine zentrale Frage ist jedoch noch nicht beantwortet: Können die Pflanzenwirkstoffe die Blut-Hirn-Schranke passieren und das ZNS erreichen?

Zur Klärung wären weitere Forschungen notwendig. Bis dahin kann man auf die reichen Erfahrungen der Ayurvedamedizin bauen. Interessant ist, dass im Ayurveda zur Behandlung/Versorgung des Nervensystems vielfach fettige Substanzen auf Öl- oder Ghee-Basis verwendet werden, welch sowohl oral als auch über Haut und Nase verabreicht werden. Nach westlicher Ansicht könnte dies der Weg zur Überwindung der Blut-Hirn-Schranke sein.

Ayurvedische Konzepte im Alter

Ayurveda ist bestrebt, ein möglichst langes Leben ohne größere körperliche wie geistige Beeinträchtigungen zu ermöglichen. Im Zuge einer immer älter werdenden Gesellschaft, nehmen ohne gutes Gesundheitskonzept die geriatrischen Erkrankungen unweigerlich zu. Nach wissenschaftlicher Auffassung liegt das heutige maximal zu erreichende Alter bei 120 Jahren. Weder unser Gesundheits- noch das Sozialsystem wird die Herausforderungen in den kommenden Jahrzehnten bewältigen können. Daher bekommen ganzheitliche, vorausschauende Konzepte wie z.B. Ayurveda mehr und mehr Gewicht. Das Alter ist natürlich keine Krankheit an sich, sondern ein physiologischer Vorgang. Es können allerdings Veränderungen eintreten, die zu Erkrankungen führen. Das Ayurveda bezeichnet das Alter als „Vrddhawastha", es wird gekennzeichnet durch die Vorherrschaft des Prinzips „Vata" bei vermindertem „Pitta" und „Kapha". Diese Dominanz bewirkt die Zunahme der Eigenschaften (Guna) trocken und kalt. Weiterhin kann sie sich in der Verringerung der Knochendichte und/oder Durchblutungsstörungen äußern. Die Erhöhung dieser Eigenschaften lässt den Menschen frühzeitig altern, bewirkt die schädliche „Dosha"-Entwicklung und leitet die Entstehung von Krankheiten ein.

Die fünf Säulen ayurvedischer Geriatrie

Die wesentlichen Punkte lassen sich in fünf Gruppen einteilen:

Ernährung – Bewegung – „Rasayana“ – „Snehana“ – geistige Aktivität.

Geeignete Ernährung im Alter

Zahnfunktionalität und die Verdauungsstärke lässt im Alter nach, daher ist eine weiche, warme, zerkleinerte Kost zu empfehlen. Um die fortschreitende Trockenheit auszugleichen, muss auf die Verwendung von ausreichend Fett geachtet werden. Hier kann neben Ghee Oliven-, Nuss- oder Fischöl zum Einsatz kommen. Obst kann in gedünsteter Form verzehrt werden und eine 2-3x wöchentliche Salatbeilage ist ausreichend. Bei Schwächung und Gewichtsabnahme eignet sich Fleisch in Suppenform oder auch püriert – je nach Verfassung des Menschen. Getreidespeisen aus Weizen, Hafer oder Dinkel eignen sich hervorragend als nahrhafte und stabilisierende Kost. Um alten Menschen die Flüssigkeitsaufnahme zu erleichtern, können als eine von drei Mahlzeiten täglich gut 500ml Suppe angeboten werden.

Die Getränke sollten gut temperiert sein, warm bis tiefwarm, aber keinesfalls zu heiß, dies würde austrocknen und die schützende Schicht auf Kanälen und Membranen schädigen. Haben alte Menschen Freude am gemeinschaftlichen Kaffee und Kuchen, machen Sie ihnen die Freude. Es handelt sich dabei allerdings um eine komplette Mahlzeit und muss so eingestuft werden. 3-4 Stunden Abstand zur vorherigen ist erforderlich. In bestimmten Fällen kann der „Kaffeeklatsch“ auch am Vormittag stattfinden. Als Süßungsmittel eignet sich Sharkara und zur zusätzlichen Befeuchtung etwas Sahne.

Bewegung im Alter

Die tägliche Bewegung, die stattfinden soll, wird im Alter oft hintenangestellt. Sie ist jedoch von großer Bedeutung, da mit zunehmendem Alter ein Abbau des Bewegungsapparates eintritt. Um dem Abbau wirkungsvoll vorzubeugen, eignet sich altersgerechtes Training 2-3-mal wöchentlich. Zuvor sollte Bewegungsvermögen und Muskulaturstatus geprüft werden. Gymnastikkurse zur Beweglichkeitsförderung können gut mit Spaziergängen kombiniert werden. Übrigens ist ein Muskulaturaufbau zeitlich unbegrenzt möglich. Je nach Fitness der alten Herrschaften, ist auch die Zugehörigkeit zu Wander- oder Schwimmgruppen eine großartige Maßnahme. Dies verbessert nicht nur Beweglichkeit und Koordination, sondern fördert auch soziale Kontakte und schützt vor Vereinsamung.

Rasayana im fortgeschrittenen Alter

Der Begriff beschreibt regenerierende Maßnahmen unter Einsatz verschiedener Substanzen. Die folgenden Pflanzen haben sich als große Hilfe für ältere Menschen erwiesen:

- Amalaki (Emblica officinalis)- verlangsamt den Alterungsprozess, stärkt Herz und Verdauung, kann die Sehkraft erhalten und Haut und Haare regenerieren

- Ashwagandha (Withania somnifera) – fördert Schlaf und Stressverarbeitung, stärkt Muskeln und Knochen, den Körper wärmend

- Atmagupta (Mucuna pruriens) – wirkt unterstützend aufs Nervensystem, kann Parkinson-Symptome lindern

- Bala (Sida cordifolia) – nerven- und muskelkraftstärkend

- Brahmi (Bacopa monniera) – Hirntonikum, wirkt verjüngend aufs Nervensystem

- Guduchi (Tinospora cordifolia) – kann Diabetes vorbeugen, leberentlastend, blutreinigend

- Guggulu (Commiphora mukul) – in getrockneter Form kein Rasayana, aber eine wichtige Pflanze zur Gefäß- und Gelenkbehandlung

- Haridra (Curcuma longa) – kein übliches Rasayana, jedoch eine bedeutende Pflanze gegen Stoffwechselstörungen und bei beginnender Demenz

- Pippali (Piper longum) – hilft Diabetes vorzubeugen, stimuliert die Verdauung, schleimlösend, erleichtert die Atmung

- Shatavari (Asparagus racemosus) – verjüngend, befeuchtend, stärkend.

Die genannten Substanzen dürfen zeitlich unbegrenzt eingenommen werden. Zu empfehlen ist turnusmäßig alle 3-6 Monate zu wechseln, um Gewöhnungseffekte zu vermeiden und die Aktivität nicht zu vermindern.

Snehana, die liebevolle Ölsalbung

Das Alter steht im Zusammenhang mit Rauigkeit und Trockenheit im Körper. Daher werden im Ayurveda Ölungen zur Vorbeugung und Behandlung altersbedingter Beschwerden große Bedeutung beigemessen. Die Ganzkörpermassage ist ein „Fest der Sinne". Snehana bedeutet mehr als Massagetechnik, aus dem Herzen kommend, erreicht sie tiefe Schichten des Seins, berührt die Seele und kann die Öffnung den Lehren gegenüber bewirken.

Mit Snehana wird sowohl das Einölen des Körpers als auch die innere Haltung des Ausführenden beschrieben. Einfühlungsvermögen, Präsenz und liebevolle Zuwendung ermöglichen das Lösen innerer wie äußerer Blockaden und Spannungen des Patienten. Verwendet werden spezielle Öle in höchster Qualität. Die Kräuteröle werden auf die Konstitution des zu Behandelnden abgestimmt.
Bei regelmäßiger Anwendung bewirken sie

- eine Beruhigung von Nervensystem und Drüsen
- die Harmonisierung der Körperenergie
- die Aktivierung der Selbstheilungskräfte
- die Synchronisation der Gehirnhälften
- die Stärkung von Gelenken, Muskeln und Bindegewebe
- die Unterstützung der Entgiftungsorgane Darm, Nieren und Haut.

Überdies haben sie eine verjüngende Wirkung, die Energien fließen, der Geist kommt zur Ruhe und wohlige Wärme durchdringt den ganzen Körper.

Alten Menschen diese Maßnahme möglich zu machen, wäre ein wichtiger Schritt.

Geistig aktiv im Alter

Das Gehirn arbeitet im Verhältnis zu seiner Beanspruchung. Es verkümmert wie ein Muskel, wenn es nicht oder nicht ausreichend gebraucht wird. Zur Vorbeugung demenzieller Entwicklung sind zwei Aspekte mitentscheidend: Hirnleistungstraining und Übernahme sinnvoller Beschäftigung. Alte Menschen brauchen Aufgaben, die sie erfüllen – die wichtig sind im Rahmen ihrer Möglichkeiten.

Ihre Lebenserfahrungen sollten sie weitergeben an junge Menschen, aktiv beratend, tolerant und aufgeschlossen. Das hält jung – man bleibt „auf dem Laufenden". Auf dem Gebiet gibt es sicher noch viele Herausforderungen. Statt oftmals leidvolles Verwahren in Heimen lieber der „aktive Ruhestand".

Ayurveda bei Schwangerschaft und bei Kinderwunsch

Um den Neugeborenen einen guten Start zu sichern, können die folgenden Maßnahmen helfen. „Vedotpati“ ist die ayurvedische Lehre davon, wie sich Paare verhalten sollen, um ein gesundes Kind zu zeugen. Ayurvedische Therapeuten glauben, dass der psychische, physische und ökologische Zustand der zukünftigen Eltern maßgeblichen Einfluss auf die Gesundheit des Kindes hat, daher sollte das Paar schon vor der Zeugung ayurvedische Reinigungs- und Aufbaumethoden anwenden. Von Seiten des Mannes ist es dringend erforderlich, dass die Spermien stark und gesund sind, was bei dem heutigen Lebensstil meist nur bedingt der Fall ist. Bei Frauen ist oft festzustellen, dass die Gebärmutter verklebt, zu trocken oder das Milieu ungeeignet ist für das Einnisten des Embryos. Dadurch kann es auch zu Fehlgeburten kommen. Mögliche Faktoren, die die Befruchtung verhindern können: ungesunde Nahrung, geschwächtes Verdauungsfeuer, Anhäufung von Giftstoffen im Körper, Stress und ein geschwächtes Immunsystem oder die Nichtbeachtung ayurvedischer Tagesroutine. Um den Körper gut auf die Schwangerschaft vorzubereiten, werden von Ayurvedaärzten umfangreiche Analysen durchgeführt, um Ungleichgewichte festzustellen und zu behandeln. Angepasste Reinigungsverfahren stärken die Gesundheit von Körper, Geist sowie Emotionen. Der Prozess kann sich über 3-6 Monate erstrecken, anschließend muss der Körper noch stabilisiert werden, bevor die Befruchtung stattfinden kann. Diese vorbereitenden Maßnahmen werden allen werdenden Eltern empfohlen, nicht nur Paaren mit Unfruchtbarkeitsproblemen.

Ayurveda-Massagen

In der indischen Heilkunst haben Massagen einen hohen Stellenwert. Sie wirken positiv auf Gesundheit und Wohlbefinden. Je nach persönlicher Anpassung können sie entspannend, belebend, aber auch kräftigend sein. Vor der Massage ist die typengerechte Abstimmung unerlässlich, um später die Harmonie von Vata, Pitta und Kapha zu erreichen. Die richtige Massage für das individuelle Beschwerdebild wird so ausgewählt. So unterschiedlich Ayurveda-Massagen auch sein können, eines haben sie gemeinsam, sie unterstützen den Organismus, gesund zu werden oder zu bleiben.

Folgende Wirkungen bringen Ayurveda-Massagen mit sich:

- die Haut wird glatt, geschmeidig und widerstandsfähig
- das Gewebe wird gestärkt
- Entspannung der Muskulatur
- Besserer Schlaf
- Stress wird abgebaut, Erschöpfung vermindert
- der Lymphfluss kann verbessert werden, die Entgiftung kommt in Gang
- das Verdauungsfeuer „Agni“ wird angeregt

- die Lebensenergie „Ojas“ wird gefördert
- Entspannung von Körper-Geist-Seele
- Führt zu mehr Konzentration, Kraft, Ausdauer und Stabilität
- Aktivierung und Stärkung der Selbstheilungskräfte und des gesamten Organismus.

Die Traditionelle – „Abhyanga“

In Indien gilt diese Methode als „Massage der reinen Liebe“. Hingabe und Geisteshaltung des Therapeuten spielen eine entscheidende Rolle. Zur Anwendung kommt reichlich warmes, duftendes Kräuteröl, das tief in Haut und Gewebe eindringt. Dort kommen seine nährenden Substanzen zur Wirkung – der Energiefluss wird aktiviert, Giftstoffe und Schlacken können gelöst und ausgeleitet werden. In der ayurvedischen Lehre spricht man von „Srotas“, Kanäle, die geöffnet werden, um das ungute „Ama“ abzutransportieren. Dies bewirkt die gesundheitsfördernde Wirkung von „Abhyanga“.

Syndrom-Abhyanga

Dies ist eine spezielle Art der Ganzkörpermassage. Zwei Therapeuten massieren den Körper vom Kopf bis zu den Füßen, dadurch wirkt die Massage noch deutlich effektiver. Zum Entspannungseffekt hat sie eine kräftigende, belebende Wirkung.

„Upanhasveda“ – die Rückenmassage

Die Teilmassage wirkt kräftigend und lockernd auf die Muskulatur von der Hüfte hinauf zum Scheitel. Die speziellen Beschwerden des Ischiasnerves, bzw. Hexenschuss kann diese Methode eine große Hilfe sein. Zudem wirkt sie stressabbauend und ausgleichend. Oft erfolgt zum Schluss noch eine „Lepa-Auflage“. Dabei handelt es sich um einen Brei aus Öl, Pflanzenstoffen und Kräutern. Er wird aufgetragen und warmgehalten.

„Padabhyanga“ – die Fußmassage

Eine sehr effektvolle Massage, es können Blockaden und Energiestaus gelöst werden. Außerdem vertreibt sie Erschöpfung und Müdigkeit. Die Füße bekommen mehr Kraft, Stabilität und Zartheit. Außerdem kann das Stehvermögen verbessert werden.

„Shiro`bhyanga“ – die Kopfmassage

Kopf und Nacken werden bei dieser Teilanwendung mit Öl massiert. Die Durchblutung wird angeregt und nervöse Spannungen lösen sich. Zudem verbessert sich der Haarwuchs.

„Shirodhara“ – der Stirnölguss

Diese Form der Massage kümmert sich um Kopf und Gesicht. In feinem Strahl lässt der Therapeut spezielles Kräuteröl über die Stirn laufen. Shirodhara zeigt beachtliche Wirkung gegen Migräne, Kopfschmerzen, Neuralgien, Bluthochdruck, Schlafstörungen und depressive Verstimmungen. Die Anwendung verhilft zu seelischer und geistiger Entspannung, indem sie das ganze Nervensystem unterstützt, so wird auch die Konzentrationsfähigkeit gefördert. Die Behandlung wird oft in Kombination mit Kopf- und Gesichtsmassage durchgeführt.

„Mukabhyanga“ – die Gesichts/Dekolletee-Massage

Das Gesicht wird mit reinigenden, pflegenden Cremes massiert. Auf diese Art entspannen sich die Nervenfunktionen mit der Folge eines natürlichen, entspannten Gesichtsausdrucks. Die Haut wird weich und geschmeidig und ergibt ein verjüngtes, gepflegtes Aussehen.

„Garshan“ – die Rohseidenhandschuhmassage

Die traditionelle Garshan-Massage erfolgt ohne Öl in trockenem Zustand. Mithilfe eines Seidenhandschuhs wird der gesamte Körper sanft massiert. Bindegewebe, Kreislauf und Stoffwechsel werden auf diese Weise angeregt und Schlacken können effektiv abgebaut werden. Garshan-Massagen wirken reduzierend und vorbeugend bei Cellulite. Überaus angenehm wird der Peeling-Effekt empfunden.

„Marma-Massage“ – die Vitalpunkt-Massage

Bei dieser Massage werden die 108 im Körper vorhandenen „Marma-Punkte“ (Vitalpunkte) einbezogen. In der Ayurveda-Lehre bedeuten sie das „Zentrum des Lebens“. Über die Massage der Vitalpunkte werden die inneren Organe positiv stimuliert. Die Marma-Massage gilt als vitalisierend und lösend. Bei Verhärtungen, Verspannungen, Blockaden, Arthrose und Übergewicht soll diese Behandlung positive Effekte aufweisen. Zudem ist sie hilfreich bei Überstimulierungen des Nervensystems. Die Nährstoffversorgung des gesamten Organismus wird optimiert und die körperliche Verfassung verbessert.

Die Ayurveda-Massagen gelten als die ältesten bekannten Massagetechniken weltweit. Die frühesten Aufzeichnungen stammen aus vorchristlicher Zeit.

Die Selbstmassage

Am besten wird sie morgens durchgeführt. Die Methode soll heilsame Wirkung haben, da der Organismus von Schadstoffen befreit wird, die Lebensmagie aktiviert, die Verdauung angeregt, der Körper gestärkt und die Psyche stabilisiert wird.

- Erwärmen Sie ca. 50ml Sesamöl vorsichtig auf Körpertemperatur, für das Gesicht eignet sich Rosenöl

- Beobachten Sie Körper und Atmung und entspannen Sie.

- Geben Sie einige Tropfen Öl auf die Handfläche und massieren Sie Ihre Kopfhaut mit sanften, kreisenden Bewegungen.

- Gehen Sie zu Nacken und Ohren über, weiterhin mit kreisenden Bewegungen.

- Verwenden Sie jetzt wenig Rosenöl für das Gesicht und den Hals. Führen Sie kreisende Bewegungen von innen nach außen aus.

- Anschließend massieren Sie die Arme mit Sesamöl – nur etwas kräftiger.

- Nehmen Sie sich nun Zeit für Finger und Handgelenke. Massieren Sie jeden Finger einzeln mit streichenden Bewegungen. Kommen Sie an der Fingerkuppe an, ziehen Sie sanft am Finger und gehen zum nächsten über.

- Massieren Sie auch die Handflächen – ausschließlich mit dem Daumen.

- Nun zum Oberkörper. Geben Sie etwas Öl auf die Brust und massieren Sie sie von innen nach außen, ruhig kräftiger.

- Massieren Sie anschließend das Öl kräftig in die Schultern.

- Gehen Sie mit dem Bauch gleichermaßen vor.

- Widmen Sie sich dem Rücken mit kräftigen Bewegungen.

- Weiter zum Gesäß. Streichen Sie kräftig in Richtung Oberschenkel, wo das Streichen in Kreisen übergeht. Machen Sie weiter bis zu den Knien und Waden.

- Gönnen Sie Ihren Füßen viel Zeit und Aufmerksamkeit. Behandeln Sie sie so wie anfangs die Hände.

- Zum Schluss nehmen Sie eine Dusche.

Gereiftes Sesamöl selbst herstellen

Zutat: ausschließlich kaltgepresstes Sesamöl in Bio-Qualität

Zubereitung:

1. Das Öl in einen geeigneten Topf geben und ganz kurz auf 100°C erhitzen. Die Temperatur ist erreicht, wenn Wassertropfen, die man auf die Oberfläche spritzt, zerplatzen.

2. Das Öl abkühlen lassen und in eine dunkle Flasche füllen. Es sollte kühl und dunkel gelagert werden.

Das Öl eignet sich für die Körpermassage und als Mundspülung. Es hat entgiftende Wirkung. Für eine Massage portionsweise auf Körpertemperatur erwärmen.

Farben aus ayurvedischer Sicht

Die Wirkung von Licht- und Farbenmangel erleben viele Menschen in der dunklen Jahreszeit. Depressive Verstimmungen nehmen deutlich zu. Farben lösen gewisse Emotionen im Menschen aus. Auch wenn eine direkte Farbtherapie in ayurvedischen Texten nicht beschrieben ist, lassen sich doch aus vorliegenden Erfahrungen Therapiemöglichkeiten entwickeln. Farben und Licht nehmen Einfluss auf Körper, Geist und Sinne. Sie sind Ausdruck Sonnenenergie und des Feuerelements. Aufgenommen wird die Energie über die Augen (Alochaka Pitta) und die Haut (Bhrajaka Pitta). Die Zuordnungen der Farben beziehen sich auf die Körperaspekte von Vata, Pitta und Kapha sowie die Eigenschaften Sattva, Rajas und Tamas. Durch die Aufspaltung des weißen Lichts entstehen die vom Auge wahrgenommenen Regenbogenfarben Rot-Orange-Gelb-Grün-Blau-Indigo-Violett. Blau-Rot-Grün werden in diesem Spektrum als die Grundfarben von Vata, Pitta und Kapha angenommen.

Der Ayurveda-Kenner und Künstler Nikolaus Hirschmann zum Thema:

„Vata wird durch Grün beruhigt und ausgeglichen und durch Rot belebt.

Pitta wird durch Blau beruhigt und durch Grün ausgeglichen.

Kapha wird durch Rot belebt und mit Blau ausgeglichen.“

Der amerikanische Autor und Hinduismus-Experte Dr. David Frawley, Gründer des „Vedic Research Center“ in New Mexiko ordnete die besänftigenden und aufreizenden Wirkungen auf die Doshas ein:

- Vata besänftigend: leichte, pastellige Töne, weiß, gelb, orange, etwas rot

- Vata reizend: schwarz, grau, braun, dunkle Töne, blau und grün in Maßen

- Pitta besänftigend: kühle Farben, weiß, blau, grün, etwas grau und braun

- Pitta reizend: alle starken, grellen Töne, tiefes schwarz und rot

- Kapha besänftigend: warme, grelle Töne wie Rot, Gold, orange, gelb-grau, braun und schwarz in Maßen

- Kapha reizend: weiß, schwarz, weiße weiche und blasse Schattierungen von blau, grün, pink.

Die Zuordnungen variieren je nach Autor etwas. Das hängt auch damit zusammen, welchen Aspekt der Doshas angesprochen werden soll. Diese Auflistungen stellen aber eine gute Orientierungshilfe dar.

Die drei Grundeigenschaftes des Geistes:

- Sattva: Unterscheidungsvermögen, Erkenntnis, innerer Friede

- Rajas: das Energieprinzip des Spannungsfeldes von Anhaftung und Abneigung

- Tamas: das Prinzip von Unwissenheit, Trägheit, Widerstand.

Die Farbe **Sattvas** ist weiß. In der Psychologie wird sie assoziiert mit Unschuld, Reinheit und Wahrheit. Sattva wird außerdem gestärkt von Gold, Blau und Violett.

Rajas Kennfarbe ist Rot. Sie steht für Leidenschaft, Energie und Aggressivität. Zusätzlich wird Rajas gestärkt durch grelle und metallische Töne wie Orange, Gelb und Violett.

Tamas wird symbolisiert durch Schwarz. Assoziiert wird schwarz mit Trauer, Bedrohung und Schwere. Tamas verstärkende Farben sind trüb, schmutzig, dunkle Töne von grau und braun.

Die Temperatur der Farben

Um die Farbwirkung zu verstehen, müssen sie klassifiziert werden. Da es in Klassikern nur spärliche Informationen gibt, werden Erkenntnisse aus der modernen Farbpsychologie hinzugezogen. Versuche haben gezeigt, dass in unterschiedlich gestrichenen Räumen die Temperatur auch unterschiedlich wahrgenommen wird. In blau/grün gestrichenen Räumen bezeichneten Teilnehmer die Temperatur von 15°C als kalt, während sie in rot/orangen Räumen die Temperatur von 11-12°C als kalt empfanden.

- Warme Farben: gelb-gelborange-orange-orangerot-rot-rotviolett

- Kalte Farben: gelbgrün-grün-blaugrün-blau-blauviolett-violett.

Gefühle und Farben

Die Verknüpfung von Gefühlen und Farben ist auch in Redewendungen zu erkennen: sich schwarz ärgern, durch die rosa Brille sehen, grün hinter den Ohren sein oder Gold in der Kehle haben usw. Farben können objektiv und subjektiv wirken. Unter Farbharmonie werden das Gleichgewicht und das Ebenmaß der Kräfte beim farbigen Sehen verstanden. Es geht um die objektive Seite, nicht um das subjektive Gefühl von angenehm/unangenehm. Subjektiv werden Farben nach bestimmten Gefühlen und gemachten Erfahrungen eingeordnet, somit ist die individuelle Farbwirkung psychologisch von Wichtigkeit. Zudem ist die Wirkung von Farben vom Kontext abhängig, z.B. wird eine grüne Tomate als unreif wahrgenommen und ist daher unattraktiver als sattgrüne Gräser.

Die beliebtesten Farben sowohl bei Frauen als auch bei Männern sind Blau-Rot-Grün, die wenig beliebten sind Braun-Orange-Violett.

Die Wirkung der beliebtesten Farben:

- Blau: die beleibteste Farbe überhaupt. Sie wird gleichgesetzt mit Weite, Kühle und der

Unendlichkeit. Sie ist positiv belegt und steht für Vertrauen, Freundschaft und Verlässlichkeit.

- Rot: Die zweitbeliebteste Farbe wird in Verbindung gebracht mit Blut und Feuer. Sie symbolisiert Erotik, Liebe, Leidenschaft aber auch Aggressivität, Gefahr und Wut.

- Grün: Auf dem dritten Platz, wird Grün assoziiert mit Natur, Erholung, Lebendigkeit und Hoffnung. Grün gilt sowohl als gesund als auch als unreif.

Die Chromotherapie – das Heilen mit Farben

Das ayurvedische Prinzip umfasst drei Ebenen:

1. Die Körpertherapie (Yuktivyapashraya)

2. Die Psychotherapie (Sattvavajava) – die Förderung der geistigen Entwicklung

3. Die subtilen Methoden (Daiva Vyapashraya)

Die Farbtherapie kann auf allen Ebenen integriert werden:

1. Therapeutisch als Teil der Lebensführung und zur Balance von Vata, Pitta und Kapha.

2. Psychotherapeutisch zur Erholung von Sattva, zur Kontrolle von Rajas und Tamas.

3. Subtil zur Förderung transzendenter Erfahrungen.

Der anerkannte Farbpsychologe Prof. Dr. Max Lüscher entwickelte einen Farbtest, der die Reihenfolge bevorzugter Farben bei Patienten ermittelte, woraus wiederum relevante Eigenschaften abgebildet werden können. Lüschers Beschreibung von Farben und damit verbundenen Selbstgefühlen:

- Rot – Erregung, Stärke, Selbstvertrauen
- Blau – Ruhe, Einordnung, Zufriedenheit
- Grün – Fertigkeit, Beständigkeit, Selbstachtung
- Gelb – Entfaltung, Veränderung, innere Freiheit.

Die Farbtherapie sollte nur ausgebildeten Fachleuten überlassen werden. Auf dem Gebiet tummeln sich leider viele selbsternannte „Experten“, deren Kenntnisse weder auf klassischen noch wissenschaftlichen Richtlinien beruhen. Auf dem Gebiet der Farblichttechnik besteht weiterhin großer Forschungsbedarf, um die Heilkraft der Farben effektiv nutzen zu können.

Anwendungsmöglichkeiten im Alltag

Jedermann kann Versuche machen, um mit Farben Körper und Geist auszubalancieren. Machen Sie einen Farbcheck und beobachten Sie sich, ob Sie Veränderungen wahrnehmen.

- Kleiderschrank: Welche Farbe dominiert? Warum haben Sie sie seinerzeit ausgewählt? Befriedigen sie Ihre jetzigen Bedürfnisse?

- Die Wohnräume: Welche Farben herrschen vor sowohl auf Wänden, bei Bodenbelägen und Möbeln? In welchen Räumen halten Sie sich am liebsten auf? Gibt es welche, die Sie meiden?

- Die Arbeitsräume: Welches Umfeld erleben Sie z.B. am Schreibtisch? Gibt es einen Ausblick ins Grüne? Welche Farbhintergründe gibt es am Computer oder Bildschirm-schonern?

Schon kleine Veränderungen können oftmals viel bewirken. Vielleicht besorgen Sie andersfarbige Kissen und Decken oder ein modernes Poster? Eventuell neue Blumentöpfe oder peppiges Geschirr? Flauschige Teppiche und Läufer können Behaglichkeit zaubern usw. Notieren Sie neue Gefühle und Wahrnehmungen und vergleichen Sie sie mit der Zeit vor den Veränderungen.

Viel Spaß und farbenfrohe Ideen beim Umdekorieren!

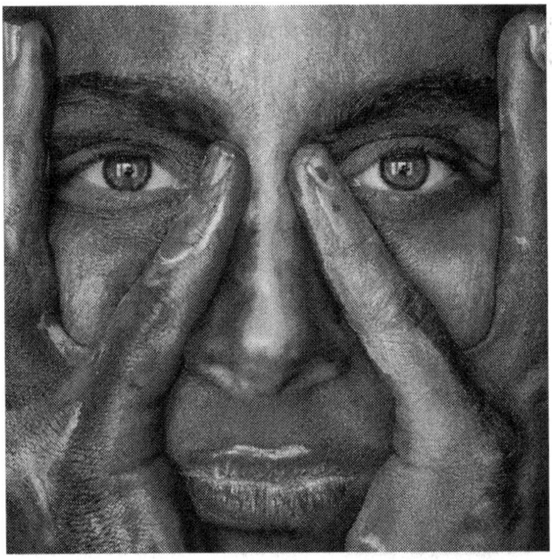

Nr. 62

Düfte und die ayurvedische Wirkung – Aromatherapie

Anhand durchgeführter Studien konnte belegt werden, dass Düfte sowohl anregende als auch beruhigende Wirkungen auf den Körper haben können. Menschen reagieren unterschiedlich, was nicht nur mit Erinnerungen zusammenhängt, sondern vor allem mit Riechrezeptoren, die überall im Körper und auf der Haut zu finden sind. Im Ayurveda bezeichnet man dies als Aromatherapie und wendet Düfte mithilfe Räucher-stäbchen oder ätherischen Ölen an.

Blumendüfte wirken dabei besänftigend auf Vata und Pitta und anregend auf Kapha. Der süßliche Duft hebt die Stimmung einerseits und beruhigt den Geist andrerseits.

Würziger Duft besänftigt Vata und Kapha und regt Pitta an. Der überwiegend scharfe Duft stimuliert Geist und Sinne.

- **Vata:** warme, besänftigende Düfte, z.B. Sandelholz, Lavendel, Zimt und Zitrone

- **Pitta:** kühle, würzige, leicht süße Düfte, z.B. Jasmin, Iris, Rose, Pfefferminze, Lavendel

- **Kapha:** scharfe, durchdringende, stimulierende Düfte, z.B. Myrrhe, Salbei, Eukalyptus, Orange und Moschus.

Die beliebtesten Düfte und ihre ayurvedische Wirkung:

- Eukalyptus – Pitta erhöhend und daher anregend und erfrischend. Eukalyptus wirkt außerdem antibakteriell, erleichtert die Atmung und wird gern bei Erkältungskrankheiten eingesetzt.
- Jasmin – kühlend, beruhigend und stressmindernd. Jasmin wirkt positiv auf die Stimmung.
- Lavendel – Vata- und Kapha-ausgleichend, bekannt für seine beruhigende und entspannende Wirkweise. Lavendel hat ein Einsatzgebiet bei Kopfschmerzen, Nervosität und Schlafproblemen.
- Melisse – ähnliche Eigenschaften wie Lavendel, kann darüber hinaus alle drei Doshas ausgleichen.
- Orange – hat erfrischende, belebende und gleichzeitig wärmende Wirkung.
- Pfefferminze – hat eine kühlende, erfrischende Wirkung, darüber hinaus wird Pitta besänftigt, die Konzentration gefördert und das Nervensystem stimuliert.
- Rose – kann alle drei Doshas ausgleichen, beruhigt Pitta, schafft eine wohlige, beruhigende Atmosphäre.
- Sandelholz – viel verwendet in Räucherstäbchen, die eine meditative Stimmung erzeugen. Wirkt Vata-beruhigend, ermuntert Geist und Gemüt, hilft Stress abzubauen.
- Vanille – eignet sich für alle Doshas, wärmt, hebt die Stimmung und hat aphrodisierende Eigenschaften.
- Zimt – vermindert Vata und Kapha, wirkt wärmend, beruhigend und kann den Kreislauf harmonisieren.
- Zitrone – kann Pitta erhöhen, erfrischt nachhaltig und schafft eine angenehme Atmosphäre.

Nützliche Hilfen im Alltag

„Surya Bhedana“ – die Sonnenatmung

Diese Atemübung aktiviert Körper und Geist.

Haltung: Nehmen Sie eine aufrechte Sitzhaltung ein und schließen Sie die Augen. Legen Sie den Daumen der rechten Hand an den rechten Nasenflügel und den Mittelfinger en den linken. Die linke Hand ruht auf dem linken Oberschenkel.

Atmung: Atmen Sie tief ein und aus. Jetzt das rechte Nasenloch mit dem Daumen schließen und durch das linke ausatmen. Dann das linke mit dem Mittelfinger schließen, rechts einatmen.

Immer rechts einatmen – links ausatmen.

Verfahren Sie in diesem Rhythmus 5-10 Minuten weiter.

Wirkung: Über den rechten Nasengang wird die wärmende Sonnenenergie eingeatmet, so wirkt die Übung anregend auf Körper und Geist. Zusätzlich beruhigt sie die Nerven und fördert die Verdauung.

Die Mondatmung

Durch diese Übung können Körper und Geist zur Ruhe kommen.

Haltung: Nehmen Sie die Haltung wie bei der Sonnenatmung ein.

Atmung: Tief ein- und ausatmen – jetzt das linke Nasenloch mit dem Daumen schließen und rechts ausatmen. Nun das rechte Nasenloch mit dem Daumen schließen und über das linke einatmen.

Immer rechts aus- und links einatmen.

Fahren Sie auch bei dieser Übung 5-10 Minuten so fort.

Wirkung: Über den linken Nasengang fließt kühle Mondenergie. Die Übung lindert Gereiztheit, beruhigt Geist und Körper und fördert den Schlaf.

Leichte Bewegung am Schreibtisch

Um den Büroalltag möglichst gesund zu gestalten, sollten Sie regelmäßig lüften, um ausreichend Sauerstoff in den Räumen zu haben. Stehen Sie einmal stündlich auf, recken und strecken sich und gehen dabei einige Schritte.

Nutzen Sie die Pause für folgende Übung:

Setzen Sie sich auf die vordere Kante des Stuhles und falten Sie die Hände hinter dem Gesäß, strecken Sie die Arme durch. So werden die Schultern automatisch nach hinten gezogen und der gesamte Schulterbereich wird gedehnt.

Magen- und Darmbeschwerden

Hier kann schon ein einfaches Rezept Linderung bringen: Aloe Vera-Buttermilch. Mischen Sie eine halbe Tasse Aloe-Vera-Saft (Fertigprodukt oder frisch) mir der gleichen Menge naturbelassener Buttermilch. Trinken Sie die Mischung 3x am Tag ca. 1 Stunde vor der Mahlzeit. Vermeiden Sie fettige, frittierte, stark gewürzte Nahrungsmittel sowie Kaffee, schwarzen Tee, Zigaretten und Alkohol. Bei Blähungen: 1 Teelöffel Selleriesaat und 1 TL Fenchelsamen rösten, 1 Prise Salz dazu. Bei Bedarf ½ Teelöffel davon zerkauen.

Rosenwasser bei Nervosität und Schlafstörungen

Anwendung: Die Augen mit Rosenwasser spülen, anschließend 1 Tropfen angewärmtes Ghee in jedes Auge träufeln und sofort schlafen gehen.

Wirkung: Rosenwasser hat kühlende Wirkung, reduziert Pitta-Überschuss, hilft bei verquollenen Augenpartien, Augenringen und Schwellungen.

<u>Für strahlende Augen, zur Entspannung und Beruhigung</u> einfach Wattepads mit Rosenwasser anfeuchten und als Kompresse 10 Minuten auf die Augen halten.

Gewürzmilch für eine gute Nacht

Diese Gewürzmilch fördert einen erholsamen, tiefen Schlaf und ist ein köstliches Aufwärmen in der kalten Jahreszeit. 200 ml Milch mit Fenchel, Zimt, Kardamom,

Pfeffer, Pippali (schwarzer Langpfeffer), Anis und Ingwer (Pulverform) aufkochen. Durch ein feines Sieb geben und mit Puderzucker süßen.

Trockner, schleimiger Husten

Schneiden oder reiben Sie etwas frischen Ingwer und vermischen ihn mit 1-2 Teelöffeln Honig! Schon ist die Hustenpaste fertig. Nehmen Sie ½ Teelöffel davon 3x täglich ein.

Hagebutten-Maske - ayurvedisch

Diese Maske ist geeignet für jeden Hauttyp und hat klärende Wirkung.

Zutaten:

- 10-12 frische Hagebutten
- Hagebuttenöl
- Sahne (Vata) oder Buttermilch (Pitta) oder Joghurt (Kapha) nach jeweiliger Konstitution

Zubereitung:

1. In einem Mörser die Hagebutten zerdrücken und mit Sahne-Buttermilch-Joghurt und dem Hagebuttenöl zu gleichen Teilen verrühren. Es soll ein feine Paste entstehen.

2. Tragen Sie die Paste auf Gesicht und Hals auf – die Augenpartie wird ausgespart.

3. Lassen Sie die Maske 15-20 Minuten wirken.

4. Nehmen Sie anschließend die Maske mit weichem Papier ab und reinigen Sie das Gesicht sanft mit lauwarmem Wasser.

5. Hagebutten fördern einen klaren Teint!

Kühle Getränke an heißen Tagen

Für viele Menschen, besonders, wenn sie Pitta-dominant sind, kann große Hitze sehr zusetzen. So können Kopfschmerzen, Kreislaufbeschwerden, Müdigkeit, Appetitlosigkeit, starkes Schwitzen usw. zu Problemen führen. Um dem zu entgehen, sind Pitta-senkende Mittel nötig. Dafür eignen sich kühle Getränke, z.B. Aloe-Vera-Saft - mit Wasser verdünnt, Zitronensaft – stark verdünnt, Holunderschorle oder Sandelholz-Wasser nach diesem Rezept:

Zutaten:

- Ca. 5 cm Sandelholz (auch in Pulverform erhältlich)
- 500 ml Wasser
- Etwas Honig nach Wunsch

Zubereitung:

1. Wasser aufkochen, das Sandelholz damit übergießen und über Nacht ziehen lassen.

2. Den Sud durchsieben und nach Wunsch mit dem Honig verfeinern.

Ayurveda bei Sodbrennen

Die unangenehmen Schmerzen entstehen durch Rückfluss des Magensaftes in die Speiseröhre. Sie sind häufig verbunden mit Aufstoßen, Druck in der Magengrube und einem brennenden Gefühl hinter dem Brustbein. Aus ayurvedischer Sicht ist das Sodbrennen eine Pitta-Störung, die Übersäuerung bedeutet eine Ama-Ansammlung im Körper.

Grundsätzliches: Die Kost sollte Pitta-reduzierend sein.

1. Vermeiden Sie scharf gewürzte, ebenso säureanregende Kost, Kaffee, Alkohol.

2. Eine Tasse lauwarme Milch mit einem schwachen Teelöffel Ghee vor dem Schlafengehen hat sich als hilfreich erwiesen.

3. Stress fördert die Säureproduktion. Überfordern Sie sich nicht, legen Sie genügend Ruhepausen ein.

4. Schlafen Sie ausreichend und ruhen Sie auch nach den Mahlzeiten ein wenig.

Tipp: Amla in jeder Form einnehmen hat sich als förderlich erwiesen.

Schnelle Hilfe bei Insektenstichen

Schmerzende, juckende Insektenstiche können folgendermaßen behandelt werden:

Kontrollieren Sie zuerst, ob sich noch Reste des Stachels in der Wunde befinden, entfernen Sie sie gegebenenfalls. Anschließend verrühren Sie etwa 200g Ghee mit 10-20 ml Neemöl und den gleichen Anteilen Kurkuma und Triphala (eine Kombination der Früchte Haritaki, Biblitaki und Amla, ein Kräuterportrait gibt es hier:

https://www.heilpraxisnet.de/naturheilkunde/triphala-anwendungen-und-wirkungen) zu einer Paste.

Geben Sie die Paste auf ein Pflaster und bedecken damit die Wunde.

- Ghee hat entgiftende Wirkung
- Kurkuma und Neemöl wirken entzündungshemmend
- Triphala Churna besitzt antibiotische Eigenschaften und optimiert die Verfügbarkeit aller Bestandteile.

Hilfe auch bei Sonnenbrand

1. Auch dabei hat sich Ghee als hilfreich erwiesen, allerdings muss es häufig (etwa alle 5 Minuten) auf die verbrannten Regionen aufgebracht werden. Die Hitze wird durch Ghee abgeführt.

2. Noch effektiver in der Wirkung ist ein Aloe Vera-Ghee, angereichert mit Q10 (Das Coenzym kommt im menschlichen Körper hauptsächlich in den Mitochondrien vor und wird zur Energieherstellung benötigt. Es ist in Kapsel- und Pulverform erhältlich). Das Ghee kühlt und unterstützt die Bildung von neuen Hautzellen.

3. Der unangenehme Juckreiz kann durch Stiefmütterchen- oder Salbeiauflagen gemindert werden. Man kocht einen starken Teeaufguss, lässt ihn abkühlen und feuchtet Kompressen damit an (nicht zu nass). Legen Sie die Kompressen auf und wechseln Sie sie im 10 Minuten-Rhythmus. Grundsätzlich gilt: Übermäßiges Sonnenbaden vermeiden und auf ausreichend Sonnenschutz achten!

Ghee – selber herstellen

Das Butterreinfett ist aus der ayurvedischen Küche nicht wegzudenken. Es ist leichter verdaulich als andere Fette, es macht Speisen bekömmlich und stärkt die Organe. Vitamine und Vitalstoffe bleiben erhalten. Ghee hat Transportfunktion für fettlösliche Vitamine, Mineralien und Spurenelemente. Es fördert Gedächtnis und Gehirnfunktion, sorgt für gesunde Haut und Gelenke.

Zutaten:

- 1 kg ungesalzene Butter

Zubereitung:

1. Die Butter in Stücke teilen und in einem breiten, flachen Topf zum Sieden bringen.

2. Bildet sich weißer Schaum an der Oberfläche, die Temperatur auf kleinste Stufe herunterregulieren.

3. Schaum abschöpfen und den Vorgang solange wiederholen, bis sich kein Schaum mehr zeigt (kann ca. 1 Stunde dauern).

4. Das geschmolzene Fett durch ein Gaze-Tuch abgießen. Für die Aufbewahrung geeignet sind Einweck- oder Schraubgläser. Abkühlen lassen, das Glas schließen und kühl lagern.

Auch im Bereich „Beauty“ hat Ghee manches zu bieten, z.B. für schönes, glänzendes Haar. Lauwarmes Ghee großzügig im Haar verteilen und gut einmassieren. Ca. 30 Minuten einwirken lassen und mit lauwarmem Wasser gut ausspülen. Außerdem eignet sich Ghee, besonders im Winter, wenn die Haut oft unter Trockenheit leidet, für die Pflege von Lippen, Händen und Füßen. Verwenden Sie es am besten immer lauwarm.

Kräutereinsatz im Ayurveda

Heilpflanzen spielen im Ayurveda eine große Rolle. Es kommen sowohl heimische wie auch für uns eher unbekannte Kräuter und Pflanzen zum Einsatz. Der Einsatz richtet sich nach der individuellen Zuordnung zu den Doshas. Wichtig ist, dass Sie wissen, dass jedes der u.a. Heilkräuter bei verschiedenen Erkrankungen zum Einsatz kommen kann.

Übermäßiges Vata

Ist ein erhöhtes Vata erkannt worden, kommen süße und wärmende Pflanzen und Kräuter zum Einsatz.

- Ajwain
- Anis
- Arnika
- Calendula
- Chili
- Dill
- Fichte
- Hagebutte
- Ingwer
- Isländisch Moos
- Kardamom
- Lavendel
- Muskat
- Oregano
- Süßholz
- Thymian
- Wacholder

- Zimt

Übermäßiges Pitta

Hier helfen kühlende und süße Pflanzen.

- Brennnessel
- Distel
- Frauenmantel
- Himbeere
- Kamille
- Limone
- Löwenzahn
- Melisse
- Rose
- Süßholz

Übermäßiges Kapha

Ist ein erhöhtes Kapha diagnostiziert worden, werden bittere, scharfe und wärmende Pflanzen und Kräuter eingesetzt.

- Basilikum
- Chili
- Eisenkraut
- Engelwurz
- Eukalyptus
- Fichte
- Galgant
- Ingwer
- Knoblauch
- Kurkuma
- Minze

- Nelke
- Nelken
- Pfeffer
- Senf
- Wacholder.

Die 11 Gewürze, denen der größte gesundheitliche Nutzen nachgesagt wird, werden hier kurz beschrieben.

1. **Basilikum.** Es hilft, schädliche Bakterien (z.B. Listerien, Staphylokokken) zu bekämpfen, löst Blähungen und wirkt bei Arthrose und Darmerkrankungen.
2. **Cayennepfeffer**. Es wirkt entzündungshemmend, bei Stoffwechselproblemen und wirkt der Entstehung von Blutgerinnseln entgegen.
3. **Gewürznelken**. Sie wirken antiseptisch, keimtötend und kommen oft bei Zahnschmerzen zum Einsatz.
4. **Ingwer**. Die Wurzel enthält ca. 25 Antioxidantien, die die freie Radikalen bekämpfen. Es hilft bei Reisekrankheit, Übelkeit, Erbrechen, Halsschmerzen, Kopfschmerzen, Grippe usw. Es regt die Durchblutung an, wirkt außerdem schmerzlindernd und krampflösend.
5. **Knoblauch**. Es fördert und verbessert die Durchblutung, senkt den Cholesterinspiegel und stärkt das Immunsystem.
6. **Kümmel**. Kann bei Verdauungsproblemen und schwankendem Blutzuckerspiegel zum Einsatz kommen. Er enthält viel Vitamin A und C.

7. **Kurkuma**. Das Gewürz verbessert die Leberfunktion, schützt vor Erkrankungen des Herzens und wirkt stark entzündungshemmend.
8. **Oregano.** Das enthaltene Öl bekämpft Pilze und hat eine antivirale und anti-bakterielle Wirkung.
9. **Rosmarin**. Es enthält Antioxidantien und wirkt entzündungshemmend.
10. **Thymian**. Man findet es oft in Hustenbonbons und es ist hilfreich bei Problemen der Atemwege.
11. **Zimt**. Es stabilisiert den Blutzucker, ist ein gutes Antioxidans und kann bei Problemen mit einem hohen Cholesterinspiegel eingesetzt werden.

Hier noch drei besondere und bei uns wohl eher nicht bekannte Kräuter:

- **Brahmi**: Bei regelmäßigem Konsum soll es sich positiv auf das Gedächtnis und die geistigen Fähigkeiten auswirken.
- **Gotu Kula**: Es kann für eine bessere Denkkraft sowie für ein „Elefantengedächtnis" sorgen.
- **Sushni:** Es soll stimmungsaufhellend wirken und Depressionen vertreiben.

Egal, wogegen oder wofür man Heilkräuter einsetzt, spielt die Pflanzenheilkunde im Ayurveda eine lebenswichtige Rolle. Im Zusammenspiel mit anderen Möglichkeiten der Behandlung z.B. Massagen, Yoga o.ä. können sie einen großen Beitrag zur Erlangung von besserem Allgemeinbefinden leisten.

Wollen Sie sich genauer über die Kräuter informieren, gehen Sie im Internet auf: http://www.veda-life.de/

Die Ayurveda-Hausapotheke

Bei einer Krankheit bleiben die meisten Menschen zunächst einmal zuhause und versuchen, sich selbst zu helfen. Das ist nicht immer von Erfolg gekrönt. Der Weg zum Arzt kommt erst dann infrage, wenn die Probleme einige Tage anhalten.

Eine ayurvedische Hausapotheke, mit einer Vielzahl verschiedener Gewürze und Kräuter, kann sanft, schnell und ohne Nebenwirkungen helfen. Doch auch zur Prophylaxe lässt sich die Ayurveda-Hausapotheke hervorragend einsetzen, sei es, um Infektionen vorzubeugen, das Nervensystem zu stärken oder den Prozess der Alterung zu begleiten.

Um sich selbst erfolgreich ayurvedisch zu behandeln, ist es erforderlich, die individuelle Konstitution und den momentanen Gesundheitszustand zu kennen. Diese Diagnose kann nur ein erfahrener Therapeut stellen. Danach kann jeder eine auf ihn maßgeschneiderte Apotheke zusammenstellen.

Ayurveda muss immer als Hilfe zur Selbsthilfe gesehen werden. Da jeder Mensch das Wissen des Ayurveda in sich trägt, muss er nur noch die Grundregeln kennen und respektieren, um sich selbst zu helfen und ggf. zu heilen.

Die in einer Hausapotheke wichtigen Gewürze und Kräuter werden nach Rasa (Geschmack), Guna (Eigenschaft), Vipaka (Wirkung nach der Verdauung), Virya (thermische Kraft), Karma (Dosha-Bezug, Wirkung) und den Zubereitungsformen klassifiziert.

Wichtig: Die folgenden Mittel sind kein Ersatz für eine therapeutische Diagnose ober Behandlung. Sie sollten einen Therapeuten aufsuchen, wenn Ihre Beschwerden länger als drei Tage andauern oder sich vehement verschlechtern. Für Schwangere, chronisch Erkrankte und Kinder gilt: Konsultieren Sie vor der Einnahme einen erfahrenen Therapeuten oder Arzt.

Ajwain (Königskümmel)

- Rasa – scharf und bitter
- Guna – leicht, spitz, trocken
- Vipaka – scharf
- Virya – ist erhitzend
- Karma – reduziert Kapha und Vata

Ajwain hilft, schwere Nahrung besser zu verdauen, lindert dabei auch Blähungen und Krämpfe.

Anwendung: Die getrockneten Samen zerstoßen, ½ TL Pulver mit Olivenöl oder Ghee verrühren. Die Mischung 1-3x täglich vor Mahlzeiten einnehmen, danach etwas Ingwertee oder heißes Wasser trinken.

Inhalation: Die zerstoßenen Samen mit Wasser erhitzen, den Dampf 5-15 Minuten inhalieren.

Amalaki (Indische Stachelbeere)

- Rasa – alle außer salzig
- Guna – spitz und trocken
- Vipaka – süßlich
- Virya – ist kühlend
- Karma – reduziert Vata, Pitta und Kapha

Amalaki ist im Ayurveda das Verjüngungsmittel und unterstützt das Immunsystem, reduziert Magensäure und stärkt Augen, Haare, Haut und Nägel.

Anwendung: 1x täglich 1 TL des Pulvers mit 1 Glas warmen Wassers verrühren. Morgens oder abends getrennt von den Mahlzeiten trinken. Zur Unterstützung des Magens ½ TL Pulver mit Wasser einnehmen. Zur Vorbeugung vor Infektionen der Atemwege 1 gehäufter TL zum Frühstück mit Ingwertee trinken.

Ashwagandha (indischer Ginseng)

- Rasa – bitter, scharf, süß
- Guna – ölig, leicht
- Vipaka – süß

- Virya – wirkt erhitzend

- Karma – reduziert Kapha und Vata

Das Aufbaumittel für die Muskulatur stärkt außerdem das Nervensystem und wirkt als Aphrodisiakum für Sexualität und Fortpflanzung. Atemnot wird gelindert, der Schlaf gefördert.

Anwendung: 1 TL Wurzelpulver mit ¼ l Bio-Milch und einer Messerspitze Langpfeffer köcheln lasse. Die Mischung tiefwarm am späten Nachmittag oder abends trinken.

Brahmi (Nabelkraut)

- Rasa – herb und bitter

- Guna – leicht

- Vipaka – scharf

- Virya – ist erhitzend

- Karma – reduziert sowohl Kapha als auch Vata

Die Pflanze wird als Tonikum für die Nerven eingesetzt, steigert die Konzentration und ist in jedem Alter einzusetzen.

Anwendung: 1x täglich 1 TL Pulver in einem Glas heißes Wasser oder Milch einrühren, ½ TL Ghee zufügen und trinken.

Guduchi (eine Rankpflanze)

- Rasa – bitter und herb
- Guna – ölig, schwer
- Vipaka – süßlich
- Virya – erhitzend
- Karma – reduziert alle drei Doshas

Der Allrounder stärkt sowohl das Immunsystem als auch die Verdauung, reinigt Blut und Körpersäfte. Er schützt die Leber und ist „die" große Heilpflanze bei Hautproblemen.

Anwendung: Morgens 1 TL Pulver in ein Glas warmes Wasser rühren und trinken.

Guggulu (indische Myrrhe)

- Rasa – bitter, scharf, herb
- Guna – leicht, spitz, rau, trocken, nicht-schleimig
- Vipaka – scharf
- Virya – sehr erhitzend
- Karma – reduziert Vata, Pitta und Kapha

Das Harz der Myrrhe gilt als wichtigstes Mittel für einen gesunden Stoffwechsel, hilft bei der Gewichtsabnahme, wirkt Entzündungen in Gelenken, Haut und Muskeln entgegen. Es kommt auch bei z.B. Bluthochdruck und Diabetes zum Einsatz.

Anwendung: Vor einer Selbstanwendung wird gewarnt – treffen Sie die Wahl zusammen mit einem Therapeuten.

Haridra (Gelbwurz)

- Rasa – scharf, bitter
- Guna – leicht und trocken
- Vipaka – scharf
- Virya – erhitzend
- Karma – reduziert alle drei Doshas

Aus seiner Wurzel wird Kurkuma gewonnen. Es reinigt das Blut und lindert Entzündungen, schützt die Leber und ist ein gutes Hausmittel bei Wunden und Haut-problemen. Zudem wird es bei Infektionen im Magen-Darm-Trakt und der Atemwege eingesetzt.

Anwendung: Als Prävention sollte Kurkuma in die tägliche Ernährung eingebaut werden. Bei Infekten

3x täglich ½ TL und 1 Messerspitze Langpfeffer in warmem Wasser gelöst trinken.

Haritaki (Wunderfrucht)

- Rasa – alle außer salzig
- Guna – trocken, leicht
- Vipaka – süß
- Virya – leicht erhitzend
- Karma – reduziert die drei Doshas

Der Spezialist für Magen und Darm fördert ungekocht den Stuhlgang, abgekocht hemmt er ihn. Gilt als Anti-Aging-Mittel und ist ein Bestandteil von Triphala.

Anwendung: Täglich 1 TL in einem Glas warmen Wasser trinken. Um den Stuhlgang zu lockern, 1 TL Pulver mit 200ml Wasser 5-10 Minuten köcheln lassen und trinken.

Nimba (Nimbaum)

- Rasa – herb, bitter
- Guna – leicht und trocken
- Vipaka – scharf

- Virya – kühlend

- Karma – reduziert Pitta und Kapha

Wirkt gegen Bakterien, Parasiten und Pilze, ist ein bewährtes Mittel bei Hautproblemen und bei Magen-Darm-Infektionen. Ist teilweise in Kosmetikprodukten, Pflanzenschutzmitteln und Sprays gegen Milben zu finden.

Anwendung: Für Schwangere nicht geeignet. Die Anwendungsdauer sollte 4 Wochen nicht überschreiten. 1-3x täglich ½ TL Pulver in einem Glas Wasser trinken.

Pippali (Langpfeffer)

- Rasa – scharf

- Guna – leicht, spitz, ölig

- Vipaka – süß

- Virya – etwas erhitzend

- Karma – reduziert Kapha und Vata

Gilt zusammen mit Ingwer als das beste Mittel bei Erkältungen, weil es den Schleim reduziert und den Auswurf fördert. Es regt Agni an und verbrennt Ama. Es kann über einen längeren Zeitraum angewendet werden, da es die Schleimhäute nicht reizt.

Anwendung: Morgens ½ TL mit 1 TL dunklen Honig mischen und in ein Glas Ingwertee oder lauwarmes Wasser rühren und trinken.

Sariva (Wohlriechende)

- Rasa – bitter, süß
- Guna – ölig, schwer
- Vipaka – süß
- Virya – kühlend
- Karma – alle drei werden reduziert

Gilt als Blutreiniger und unterstützt den Organismus der Frauen im Klimakterium. Es kann gut zur Linderung der Hitzewallungen verwendet werden.

Anwendung: Bei einer Vier-Wochen-Kur 1 TL Pulver mit 1 l Wasser etwa 8-10 Minuten kochen. Nach 2-3 Minuten Wartezeit die Flüssigkeit in eine Kanne abfüllen und verteilt über den ganzen Tag trinken.

Sat Isabgol (indische Flohsamen)

- Rasa – süß
- Guna – ölig, schleimig, schwer

- Vipaka – süß
- Virya – kühlend
- Karma – reduziert Pitta und Vata

Durch sein Aufquellen in Verbindung mit Wasser fördert es den Stuhlgang und bindet zu viel Wasser bei einem Durchfall.

Anwendung: In 300ml Wasser 1-2 EL Flohsamen rühren und sehr schnell trinken. Um den Stuhl zu binden, reicht 150ml Wasser. Sie können sich auch morgens ein Müsli zubereiten und Flohsamen zufügen.

Shatavari (Spargelwurzel)

- Rasa – bitter, süß
- Guna – ölig, schwer
- Vipaka – süß
- Virya – kühlend
- Karma – reduziert Pitta und Vata

Wird als die Heilpflanze für Frauen bezeichnet. Sie schützt vor Entzündungen der Schleimhäute und wirkt beruhigend auf das Nervensystem. Sie wird auch zur Steigerung der Fruchtbarkeit eingesetzt.

Anwendung: 200 ml Milch mit 1 TL Pulver aufkochen und trinken.

Tulsi (heiliges Basilikum)

- Rasa – bitter, scharf
- Guna – leicht und trocken
- Vipaka – scharf
- Virya – erhitzend
- Karma – reduziert Kapha und Vata

Wird bei Atemwegsbeschwerden eingesetzt, da Schleim beseitigt und Hustenreiz gelindert wird. Außerdem wirkt es verdauungsfördernd und fiebersenkend.

Anwendung: 1 TL Blätter mit etwa ¼ l heißem Wasser übergießen, nach 5-8 Minuten abseihen, dann abkühlen lassen. Nun 1 TL Thymianhonig und 1 Messerspitze Ingwer zugeben und trinken. In akuten Fällen mehrmals am Tag wiederholen.

Vasa (Lungenkraut)

- Rasa – herb, bitter
- Guna – leicht, trocken

- Vipaka – scharf

- Virya – kühlend

- Karma – reduziert Kapha und Pitta

  Ist eines der wichtigsten Pflanzen bei Atemwegsproblemen. Es befreit die Atemwege durch Erweiterung der Bronchien.

  Anwendung: Zuerst einen Becher Ingwer- oder Pfefferminztee aufbrühen und ½ TL Pulver einrühren. Dann 1 TL Thymianhonig dazugeben und genießen.

In der Regel wird eine ayurvedische Hausapotheke in Zusammenarbeit mit einem Ayurveda-Therapeuten zusammengestellt. Er berät auch darüber, welche Substanzen in den unterschiedlichen Jahreszeiten wichtig sind.

Neben den einzelnen Substanzen sind auch Mischungen aus Gewürzen, Früchten und Kräutern erhältlich. Die wichtigsten werden beschrieben.

Avipattikara

- **Inhalt:** Hier schmeckt man besonders Sharkara (ayurvedischer Rohrzucker) und Nelken heraus.

- **Einsatz:** Mittel bei Sodbrennen und als Verdauungsmittel.

- **Anwendung:** ½ TL Pulver etwa 15-20 Minuten nach der Mahlzeit in lauwarmem Wasser einrühren und trinken.

Hingvashtaka

- **Inhalt:** Diese Mischung besteht aus Hing (Doldenblütler aus dem indischen Raum), zwei Pfefferarten, drei Sorten Kümmel, Ingwer und Steinsalz.

- **Einsatz:** Bei Blähungen, Krämpfen, Völlegefühl

- **Anwendung:** 1 TL Pulver und 1 TL Ghee mischen und schlucken, danach etwa warmes Wasser trinken.

Sitopaladi

- **Inhalt:** langer Pfeffer (Pippali), Skarkara

- **Einsatz:** Beseitigt Schleim, Kräftigung des Körpers nach Infektionen

- **Anwendung:** Nehmen Sie 1-3x täglich eine Mischung aus 1 TL Pulver, etwas Thymianhonig und warmen Wasser ein.

Trikatu

- **Inhalt:** Ingwer, schwarzer Pfeffer, langer Pfeffer

- **Einsatz:** Fördert die Entschleimung, wirkt erhitzend

- **Anwendung:** Täglich 1-3x ½ TL Pulver mit Thymianhonig und warmes Wasser mischen und trinken.

Triphala

- **Inhalt:** Amalaki, Haritaki und Bibhitaka

- **Einsatz:** Haut- und Haarpflege, unterstützt die Verdauung, stärkt die Augen

- **Anwendung:** Etwa 2 Stunden vor dem Schlafengehen 1 TL Pulver in warmem Wasser trinken.

Ein Vorschlag für Ihre Hausapotheke:

1. Ashwagandha – Kräftigung, Schlafförderung

2. Brahmi – Nervenstärkung

3. Haritaki – verbesserter Stuhlgang

4. Hingvashtaka – Optimierung der Verdauung

5. Sitopaladi – Bei trocknem Reizhusten

Die Substanzen Guduchi, Haridra, Pippali und Triphala sollten Sie unbedingt in Ihre Apotheke aufnehmen.

Die größten Vorurteile

Ayurveda ist mehr Philosophie denn fundierte Wissenschaft

Jeder, der eine Ayurveda-Kur erleben konnte, kennt das Gefühl danach, „wie neugeboren“ zu sein. Von der Wissenschaft werden die wohltuenden Wirkungen immer wieder infrage gestellt, denn die Ayurveda-Lehre stimmt in weiten Teilen nicht mit westlicher Schulmedizin überein. Ist Ayurveda nun Heilkunst oder spirituelle Praxis?

Wie eigentlich kaum zu erwarten, entspricht die ayurvedische Lehre sehr wohl der Definition von Wissenschaft:

„als systematisches Vorgehen, mit dem Wissen (nach der Erstellung von Thesen und Theorien) gesammelt, organisiert und weitergegeben wird, wobei dieses Wissen erst als Wissen gilt, wenn es mit wiederholbaren Wirkungen belegt werden konnte und somit jederzeit nachprüfbar ist“.

Im Ayurveda wurden nach o.g. System nicht veränderliche Gesetze in Bezug auf Handlungsweise (Karma), Eigenschaften (Guna), Substanzen (Dravya) und Gleichgewicht (Samanyamal Vishesha) erarbeitet. Werden diese Gesetze angewendet und dem System zufolge vorgegangen, können vorhersagbare und zudem wiederholbare Resultate bei der Behandlung aller Krankheiten zustande gebracht werden. Überflüssigerweise betonen viele ayurvedische

Therapeuten und Heilpraktiker den spirituellen Aspekt des Ayurveda zu stark, so verfestigt sich die Annahme, dass die Lehre nicht wissenschaftlich, sondern eher „esoterischer Hokuspokus" sei.

Wird das ayurvedische System zudem als ergänzende Maßnahme gesehen und der Struktur der Schulmedizin angepasst, geht die Chance verloren, Ayurveda als selbständige Wissenschaft zu begreifen.

Die Behandlung wirkt nicht sofort

Eine Erkrankung zu behandeln hängt von einigen Faktoren ab, z.B. der Dauer und Schwere der Erkrankung, wie auch die Konstitution des Patienten. Bei akuten Infekten, aber auch anderen Erkrankungen, wirkt die ayurvedische Heilkunst schnell und dauerhaft, unter der Voraussetzung, dass sie früh erkannt und genau nach den vorgegebenen Richtlinien behandelt werden.

Gegenüber der Schulmedizin, die sich zuerst auf die Symptom-Unterdrückung beschränkt und etliche Nebenwirkungen in Kauf nimmt, hilft Ayurveda und stärkt den Gesundheitszustand der Menschen nachhaltig.

Werden alle Maßnahmen der Behandlung und alle Anweisungen des Therapeuten umgesetzt, können „Allgemein-Beschwerden" innerhalb von 24 Stunden ausgeschaltet werden. Für langanhaltende, „verschleppte" Krankheiten werden jedoch oft Wochen oder gar Monate für die vollständige

Behandlung benötigt. Um den Körper wieder in seinen gesunden Zustand zu versetzen, müssen Kombinationen aus ayurvedischer Lebensweise, Ernährung und Medizin strikt eingehalten werden.

In Anbetracht dessen, dass so manche Krankheit vor Ausbruch schon viele Jahre im Körper geschlummert hat, klingt der benötigte Zeitraum zur Gesundung gar nicht so unangemessen.

Ein unbedingt zu bedenkender Aspekt ist natürlich auch, dass die Schulmedizin viele Krankheiten gar nicht heilen kann. Stattdessen wird versucht, Beschwerden wie Patienten ruhig zu stellen, was zwar keine Heilung, aber Nebenwirkungen bedeutet und das oft lebenslänglich.

Im Ayurveda gibt es keine Nebenwirkungen

„Keine Wirkung ohne Nebenwirkung“ lautet eine Aussage der Schulmedizin. Erstaunlicherweise betrifft genau das auch auf die ayurvedischen Methoden zu. Ayurvedische Anwendungen können sehr wohl Nebenwirkungen haben, darunter viele positive aber auch einige unangenehme.

Beispielsweise können bei Reinigungs- und Entgiftungsverfahren Nebenwirkungen wie Kopfschmerzen, Schwindel, Übelkeit o.ä. auftreten, nämlich wenn Gifte sich lösen und heraus drängen oder wenn die Behandlung sich mit dem Zustand des Patienten nicht verträgt. Selbiges kann aber mit der Erfahrung des Therapeuten vermieden werden.

Zuerst die Schulmedizin – dann Ayurveda

Zum Leidwesen vieler Patienten werden viele Erkrankungen durch die rein symptom-orientierte Behandlung irgendwann chronisch. Die Wirkung vieler Medikamente überdeckt die eigentlichen Symptome der Krankheiten. Sie verändern den Stoffwechsel und stören die natürlichen Mechanismen. Es stellen sich auf längere Sicht immer weitere Nebenwirkungen ein. Eine Erkrankung folgt der nächsten, die Medikamente wirken kaum noch und der Patient ist mittlerweile chronisch krank. Er wird dann oft mit wenig tröstenden Begriffen „austherapiert“ und „damit müssen Sie sich arrangieren“ entlassen.

Daraufhin startet meist die Suche nach alternativen Möglichkeiten. Je nach Zustand des Patienten kann eine naturheilkundliche Therapie zu einer wahren Herausforderung werden. Der Patient muss bereit sein, konsequent ohne „Wenn“ und „Aber“ mitzuarbeiten. In den meisten Fällen müssen Ernährung, wie auch der Lebensstil vollkommen umgekrempelt werden. Das Procedere ist aber im Zustand einer chronischen Erkrankung bedeutend schwieriger, als es zu Beginn der Krankheit hätte sein können. Auch sinken die Heilungschancen deutlicher, je mehr der Patient mit pharmazeutischen Arzneimitteln „versorgt“ wird.

Wir alle sollten und darauf besinnen, was der Körper wirklich braucht, nämlich Entgiftung und Darmreinigung, ausreichend Sonnenlicht, Bewegung, reines Wasser, erholsamen Schlaf und hochwertige Nahrung.

Ayurveda-Pro und Kontra

Der klinische Psychologe Colin Goldner beschäftigt sich seit Jahren kritisch mit alternativen Verfahren. In Hinsicht auf Ayurveda kritisiert er u.a. die Ausbildung der Therapeuten, die z.B. an Ayurveda-Akademien angeboten werden. Beim Markführer dauert eine Grundausbildung 5 Tage, Kostenpunkt 795 Euro, eine Weiterbildung 4 Tage für 600 Euro. Eine Komplettausbildung an der „Europäischen Akademie für Ayurveda“ 4.495 Euro (31 Tage) usw.

Wer auf Ayurveda vertraut, könne Gefahr laufen, dass schwerwiegende Erkrankungen übersehen werden. Diese Kritik müsse auch an allen anderen Verfahren aus der Natur- und Volksheilkunde geübt werden.

https://www.sueddeutsche.de/wissen/teil-20-ayurveda-das-wissen-um-ein-langes-leben-1.864842-2
https://www.faz.net/aktuell/wissen/medizin-ernaehrung/ayurveda-erbrechen-bis-die-galle-kommt-1303594.html

Eine ganze Reihe wissenschaftlicher Studien zur Wirksamkeit von Ayurveda finden Sie hier:

https://www.ayurveda-campus.de/ayurveda-studien/
https://www.aerzteblatt.de/archiv/145838/ayurveda-traditionelle-indische-medizin-mehr-als-ein-wellnesstrend

Das Fazit in Form eines Reiseberichtes von Zweien, die auszogen, Ayurveda zu entdecken

Die letzten Jahre waren absolut von täglichem Stress bestimmt, in beruflicher wie familiärer Hinsicht. Gebeutelt durch immer wiederkehrende Infekte, Kopfschmerzen, Rückenproblemen, Operationen und schweren Erkrankungen und Todesfällen in der Familie, beschlossen wir: Es muss sich etwas ändern. Aber nicht durch schulmedizinische Maßnahmen, oder einen normalen Urlaub an der See oder in den Bergen. Es sollte schon etwas Besonderes, Nachhaltiges sein.

Aufmerksam wurden wir durch die Schilderung einer Freundin. Sie erzählte von ihrer Ayurveda-Therapie auf Sri Lanka, in deren Folge sie sämtliche Medikamente absetzen konnte und sich fühlt wie neugeboren. Der Entschluss war schnell gefasst und die Reise gebucht. Wir wollten es versuchen.

Vorab hatten wir uns natürlich informiert, um was es im Ayurveda eigentlich geht. Da sind also die drei Doshas, die als Vitalkräfte bzw. Energien verstanden werden. Sie wirken auf alle physiologischen und mentalen Funktionen. Das gilt für die Eigenheiten, Neigungen, Abneigungen, Schwächen und Stärken, die Emotionen und den Körperbau. Alles kann mithilfe der Doshas erklärt werden. Es gibt drei Konstitutions-Typen:

- „Vata“ – Luft – das Bewegungsprinzip – der Sanguiniker-Typ

- „Pitta“ – Feuer – das Stoffwechselprinzip – der Choleriker-Typ

- „Kapha“ – Erde/Wasser – das Strukturprinzip – der Phlegmatiker-Typ.

Nun gilt es also festzustellen, welche Doshas im Ungleichgewicht sind und sie wieder in die richtige Balance zu bringen.

Am Tag nach der Ankunft wurden wir, konsultiert von einer Ayurveda-Ärztin, bewaffnet mit einem Blutdruckmessgerät, das schon bessere Tage gesehen hatte. Unsere Laborwerte und Diagnosen hatten wir in schriftlicher Form dabei, sie wurden jedoch nicht gebraucht. Verständigen konnten wir uns sehr gut in Englisch. Die Ärztin nahm sich für die ausführliche Anamnese und Erstuntersuchung (Puls, Zunge, Augen, Hand) für westliche Verhältnisse unglaubliche zwei Stunden Zeit – pro Person.

Anschließend erstellte sie den Behandlungs- und Ernährungsplan und die nächste Konsultation in drei Tagen wurde vereinbart. Noch am selben Tag ging es zu drei wesentlichen Maßnahmen, die jeden der drei Wochen Aufenthalt fortgeführt wurden.

Als Einleitung jeder Behandlung rezitieren die Therapeuten ein anrührendes Gebet. Das Gebet dient zur Einstimmung auf den Patienten und ermöglicht den Kontakt zu einer höheren Macht, die dabei hilft, als Instrument zu wirken und intuitiv dem Menschen, der Hilfe braucht, auch helfen zu können. Ausgesprochen durchbrechen die Schwingungen der Zeilen die

Sprachbarriere und fixieren das Bewusstsein auf den Kranken, die Krankheit, die Therapien und die Heilmethoden.

Im Wortlaut des Sanskrits lautet es wie folgt:

"Shankham chakram jalaukam dadhatamruta ghatam
charu dhorabhihi chachaturbhihi
Sukshma svaccha ati hridyamsukha parivilasanam
maulimam bhojanetram
Kalambhodo jvalangam katitat vilasas charupitam
bharadhyam
Vande Dhanvantarim tam nikhila gadavanam praudha
davagni lilam"

Hier kann man das Gebet hören: https://blog.yoga-vidya.de/dhanwanthari-mantra-mit-shivakami/

„Der, welcher in seinen vier anmutigen Händen
Muschelhorn, Wurfstern, Blutegel und ein Gefäß mit
Ambrosia hält,
dessen leuchtender, feiner und reiner Schal ihn besonders
attraktiv erscheinen lässt und dessen Augen wie
Lotusblumen anmuten,
dessen körperliche Ausstrahlung der Farbe einer frischen
Regenwolke gleicht
und dessen reizvolle Hüften in ein goldgelbes Tuch
gehüllt sind,
vor diesem Dhanvantari beuge ich mich mit Respekt,
denn Er verbrennt Krankheit wie ein unbändiger
Waldbrand."

Quelle: Hans Heinrich Rhyner: Das neue Ayurveda Praxis Handbuch, Königsfurt Urania, 1997/2004 Krummwisch, S. 16

Los ging es mit Akupunktur. Auf dem begleitenden Behandlungsblatt waren alle Beschwerden und Akupunkturpunkte aufgezeichnet. Die Nadeln wurden gesetzt, nun hieß es, eine halbe Stunde liegen, was uns gehetzten Menschen meist schwerfällt. Das sollte aber noch „schlimmer" kommen. Ruhen ohne etwas zu tun – kaum möglich.

Als nächstes folgten die Massagen. Beginnend mit der Kopfmassage – kräftige Griffe, viel Kokosöl – ungewohnt, aber unglaublich angenehm. Weiter mit dem Gesicht, wobei verschiedene Punkte bearbeitet wurden. Besonders um Nase, Augen und Ohren eine einzige Wohltat. Den Abschluss machte die Synchronmassage. Das eingespielte Team massierte erst Beine, Arme und Oberkörper, dann das Ganze von der Rückseite. So eingeölt und in ein großes Tuch gewickelt, ging es weiter in den Kräutergarten.

Hier durften wir uns auf bequemen Liegen ausstrecken und schon eilten Mitarbeiterinnen mit Kräuterpackungen herbei. Die waren teilweise sehr warm (für Genick, Schultern und Bauch) und kühl für die Beine. Das Gesicht bekam eine Packung aus süßem Obstmus, auf die Augen Gurkenscheiben – und wieder ruhen. Eine halbe Stunde liegen und nichts tun – weiterhin ungewohnt.

Wir versuchten, mit Atemübungen die Zeit zu vertreiben, waren aber froh, als die „Schwestern" das Zeug entfernten. Jetzt folgte das Angenehmste: das Kräuterbad.

Zuerst wurde mit einer Art Kleie der Rest aus Kräuterpackung und Öl abgewaschen, dann ging es in die Wanne und es folgte ein Guss mit Kräuterwasser aus einer Kanne. Zuerst der Oberkörper, dann Arme, Füße, wieder der Oberkörper, zum Schluss noch der Rücken. Um 18 Uhr gab es dann einen Kräutertrank, übel aussehend und extrem scheußlich schmeckend. Morgens um 6 Uhr wieder dasselbe, dazwischen noch Kräuter in Tablettenform.

Ab der zweiten Woche wurden diese täglichen Anwendungen noch durch spezielle Behandlungen ergänzt. Diese Maßnahmen greifen deutlicher in das Körpergeschehen ein, z.B. der Stirnölguss. Dabei liegt man auf dem Rücken, darüber hängt eine Schale mit einem kleinen Loch im Boden. So trifft das Öl genau die Stirn. Die Augen waren abgedeckt. Wiederholung am nächsten Tag.

Die ganze Prozedur war sehr angenehm. Nicht schön war die Tatsache, dass anschließend der Kopf mit einem Tuch umwickelt wurde, das zwei Tage bleiben musste und nicht duschen, im Zimmer bleiben, um vor Wind und Sonne geschützt zu sein. Bei den dort herrschenden Temperaturen eine Qual.

Weiter ging es mit den Behandlungen, diesmal Nase und Ohren. Die Anwendungen sollen hilfreich sein bei wiederkehrenden Erkältungen, Nebenhöhlenentzündungen und nachlassendem Gehör. Das Öl für die Nasenbehandlung war verhältnismäßig scharf, es brannte eine Weile im ganzen Kopfbereich. Dagegen war die Ohrenbehandlung überaus sanft. Und auch diesmal wieder die Anordnung: Im Zimmer bleiben!

Da im Ayurveda kein Bereich ausgelassen wird, gehörte auch Yoga zur Behandlung. Es gab täglich drei Yoga-Kurse, um 6 Uhr, um 16 und 17 Uhr. Wir gingen gleich früh am Morgen. Durch die geöffneten Fenster hörte man das Rauschen des Meeres – unbeschreiblich.

Gelehrt wurde der Yoga nach „Sivananda". Zuerst zehn Minuten „Mindfulness Meditation", danach Atemübungen und zum Schluss der Sonnengruß und ausgiebiges Dehnen. Am Anfang waren wir noch total steif, es besserte sich aber allmählich. Nach der ersten Woche Yoga hatten wir schon das Gefühl, der Körper fühlte sich leichter an, so wie ein Körper sich anfühlen soll.

Ein wichtiger Punkt, wenn nicht der wichtigste, ist die Ernährung. Sie ist doch größtenteils anders als gewohnt. Morgens konnten wir auf Anhieb nur den Haferbrei und die Orangenschnitze identifizieren. Ansonsten gab es eine Menge exotisch anmutender Gerichte auf einem großen Buffet. Jeder Patient hatte seine Karteikarte mit den Diagnosen und Behandlungen dabei und ein „Ober" sah auf die Karte und brachte dementsprechend Saft oder Tee.
Im Speisesaal überwachten zwei Ayurveda-Ärztinnen – „die food-police"-, was man essen durfte. Fleisch gab es gar nicht, aber jeden Mittag und Abend Fisch, dazu Bittergurken, Jackfruit-Sambal u.ä. Die optimale Zusammensetzung beträgt 60% Gemüse, 20% Eiweiß, 20% Kohlenhydrate. Das Essen war immer sehr gut gewürzt und es gab sogar Nachtisch: Papaya, Reismehl-Pudding, Fingerhirse und dazu Blaubeersauce oder Vanillesauce aus Soja.

Was uns sehr bald auffiel: wir hatten keinen Hunger zwischen den Mahlzeiten, auch kein Verlangen nach Kaffee, Bier, Wein o.ä.

Unser Fazit: Die ersten Tage waren hart. Jetlag, Behandlungen, ungewohntes Essen, anstrengendes Klima. In der zweiten Woche wurde es schon besser. Die letzte Woche hatte schon etwas von Urlaub. Doch ganz klar, wir waren hier, um gesund zu werden, nicht um am Strand zu liegen. Solch eine Kur ist geeignet für Leute, die etwas aushalten können, ohne missmutig zu werden.

Da wären fürchterlich schmeckende Kräuterextrakte, lange Zeiten des Nichtstuns nach Akupunktur und Kräuterpackungen usw. Auch Lesen oder im Internet surfen soll vermieden werden, da wird die Zeit lang. Zugegebener Maßen, gewöhnt man sich mit der Zeit auch daran. Höchstwahrscheinlich hilft es auch zu Hause im Alltag beim „Runterkommen“.

Was das Unternehmen eingebracht hat:

- Der Blutdruck ist normal – ohne Medikament
- Fünf Kilo Gewicht abgebaut
- Chronische Bindehautentzündung ist verschwunden (durch spezielle Augentropfen. Zuhause haben 2 Augenärzte nichts tun können)
- Bis auf wenige Ausnahmen (Wetterwechsel) gehören Kopfschmerzen der Vergangenheit an

- Die Rückenmuskulatur ist gestärkt durch Yoga-Übungen

- Ischias-Beschwerden werden noch ambulant in der Heimat weiterbehandelt, haben aber schon deutlich nachgelassen.

In der Hauptsache wurde uns die Bedeutung der gesunden Ernährung bewusst. Wir bereiten unsere Mahlzeiten so oft wie möglich selber zu und machen einen Bogen um gewisse Fast-Food-Restaurants, aber auch um industriell verarbeitete Nahrungsmittel in den Supermärkten.

Als Anregung haben wir mitgenommen:

- Viel Fisch, kaum Fleisch

- Ayurvedische Rezepte ausprobieren

- Wein oder Bier maximal einmal wöchentlich

- Höchstens eine Tasse Kaffee am Tag, ansonsten Tee und viel heißes Wasser

- Tägliche Yoga-Übungen

- Weiniger Medien-Konsum.

Last but not least die Kosten. Sie waren nicht unerheblich, aber die Erfahrung jeden Cent wert. Bis zum heutigen Tag, ungefähr zwei Jahre später, war kein Arztbesuch und dementsprechend kein Medikament mehr nötig. Man muss allerdings der Gefahr aus dem Wege gehen, wieder in den alten Trott zu verfallen!

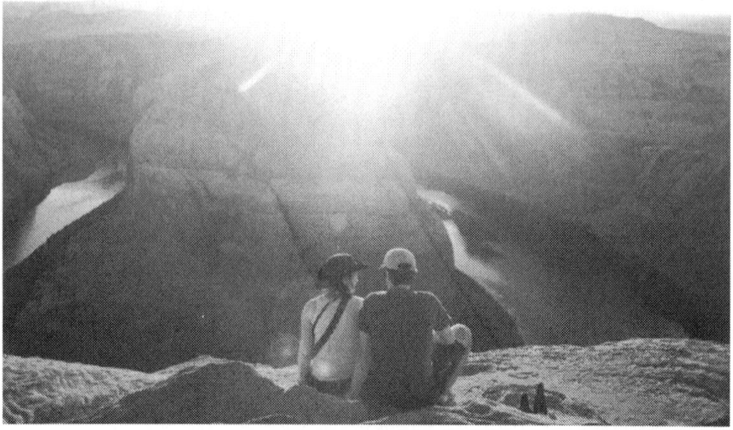

Nr. 63

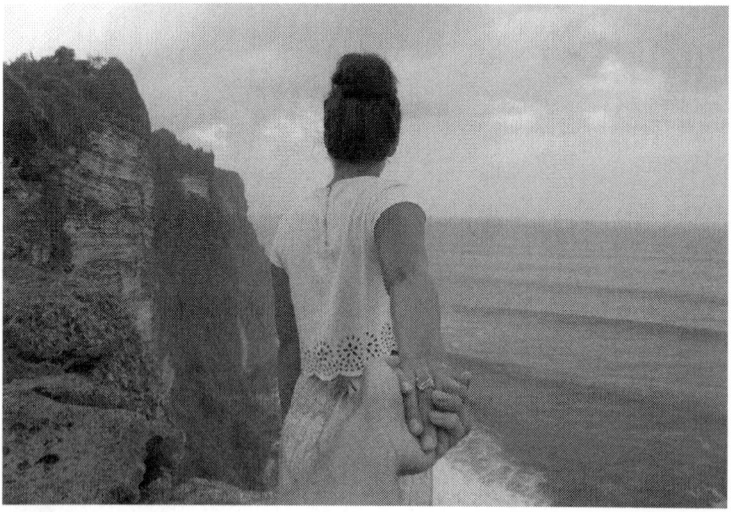

Nr. 71

Unsere ayurvedischen Lieblings-Rezepte
Getränke

Goldene Milch – vegan

Zutaten für die Paste:

- 14 g Kurkuma Wurzel – waschen und fein reiben – Handschuhe tragen!
- 7 g frischer Ingwer – waschen und fein reiben
- ¼ TL frisch geriebene Muskatnuss
- ½ TL Kardamompulver
- ½ TL Zimt
- ½ TL Safranfäden
- ½ TL Vanillepulver
- 1 Prise schwarzer Pfeffer
- 60 ml Wasser

Zubereitung:

1. Das Wasser mit den restlichen Zutaten im Mixer pürieren.

2. Die Masse in einen Topf geben und bei geringer Hitze ca. 5 Minuten zu einer Paste verrühren. Dann abkühlen lassen und in ein Schraubglas füllen.

Zutaten für die Goldene Milch:

- 1 gehäufter TL Paste (pro Tasse, 1 Person)
- 200-250 ml Reis-, Hafer- oder Mandeldrink
- ½ TL Kokosöl

- ½ TL Kokosblütenzucker
- 1 Prise Chili – optional
- 1 Prise Meersalz – optional

Zubereitung:

1. Den Pflanzendrink erwärmen, 1 TL Paste dazugeben und unter Rühren etwa 2 Minuten leicht köcheln lassen.

2. Dann Kokosöl und Kokosblütenzucker dazugeben und evtl. mit Chili und Salz abschmecken.

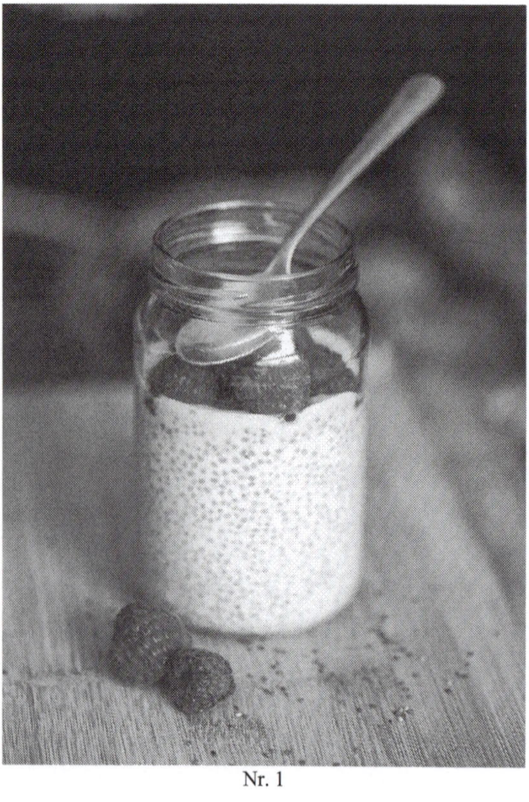

Nr. 1

Im Handel sind erhältlich:

- **Vata-Tee:** Ingwer, Kardamom, Süßholz und Zimt. Bei anstrengender Arbeit, abends, bei Kälte und Wind

- **Pitta-Tee:** Ingwer, Kardamom, Rosenblüten, Süßholz
Abgekühlt an heißen Sonnentagen

- **Kapha-Tee:** Gelbwurz, Ingwer, Nelken, Safran und schwarzer Pfeffer
Wärmt von innen, scharf-würzig

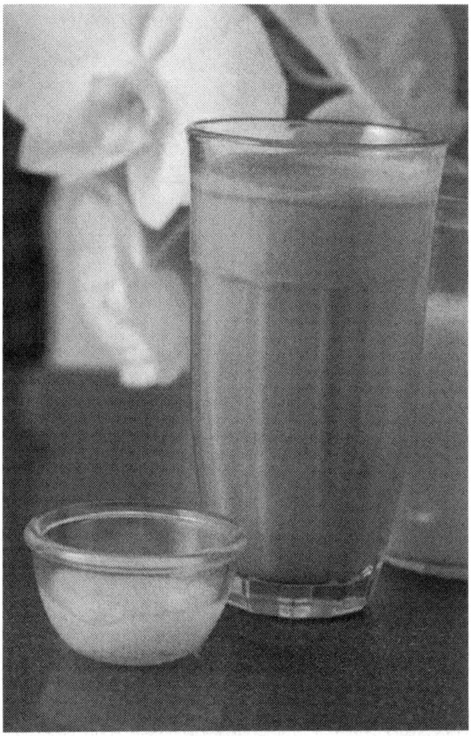

Nr. 64

Ayurvedischer „Eistee“

Zutaten:

- 1 Beutel Pitta-Tee
- 2 Scheiben Ingwer
- 1 kleines Stück Zimtstange
- ½ Bio-Zitrone
- 1 l Wasser
- Holunderblütensirup nach Geschmack

Zubereitung:

1. Die Zitrone in dünne Scheiben schneiden und mit den Ingwerscheiben, der Zimtstange und dem Teebeutel in einen Krug geben.

2. Mit kochendem Wasser übergießen und ca. 30 Minuten ziehen lassen. Danach durchsieben und mit dem Holunderblütensirup abschmecken.

3. Aus Zimmertemperatur abgekühlt genießen!

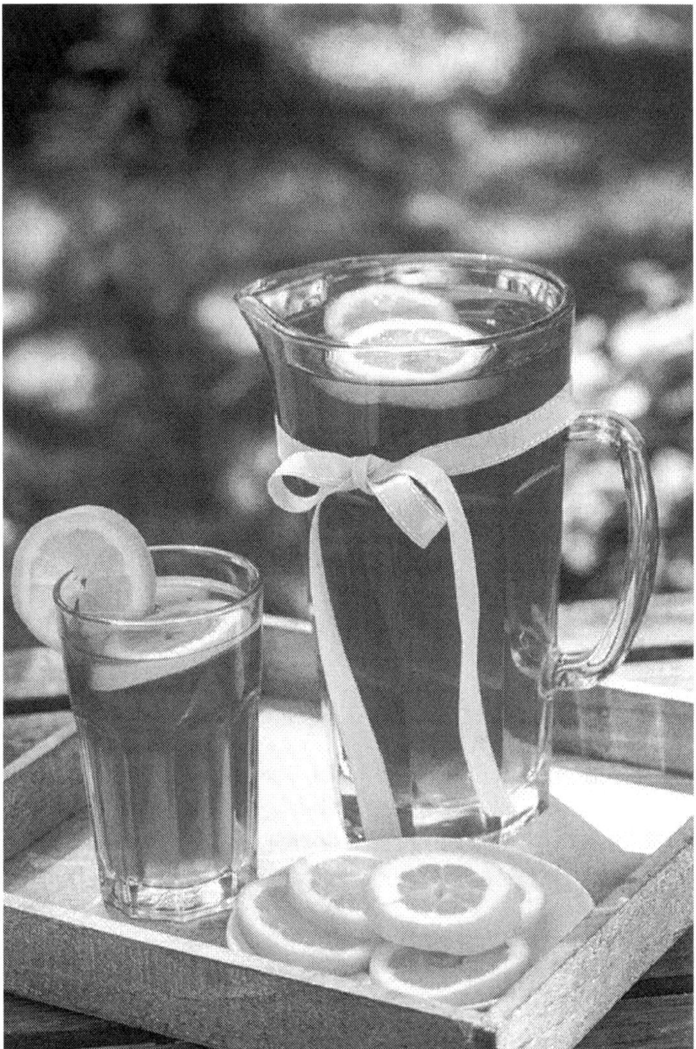

Nr. 2

Grüner Ingwer-Apfel-Eistee

Zutaten:

- 200 ml grüner Tee oder Sorte nach Geschmack – abgekühlt
- 200 ml naturtrüber Apfelsaft
- Saft einer Zitrone
- 2-3 Scheiben Zitrone
- 2-3 Scheiben Ingwer
- Frische Minze-Stängel

Zubereitung:

1. Alle Zutaten in einem Krug mischen und mit stillem Wasser auf 800-1000 ml auffüllen.

2. Kühl, aber nicht eiskalt genießen!

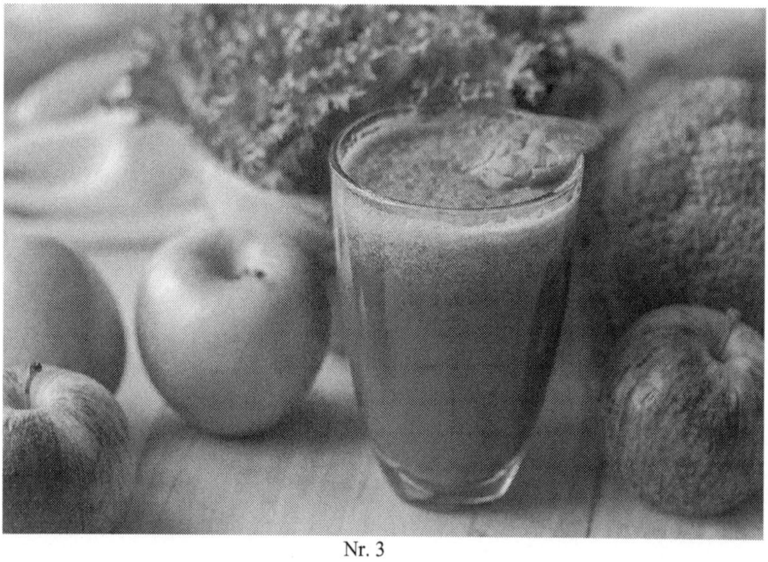

Nr. 3

Printed in Poland
by Amazon Fulfillment
Poland Sp. z o.o., Wrocław

61485206R00181